reinhardt

AF900461

Sabine Mehne

Ich sterbe, wie ich will

Meine Entscheidung zum Sterbefasten

3. Auflage

Mit einem Geleitwort von Dieter Birnbacher

Ernst Reinhardt Verlag München

Sabine Mehne (1957–2022), Autorin, war bis zu ihrer Krebserkrankung 1995 als Physiotherapeutin und systemische Familientherapeutin tätig. Sie setzte sich seitdem intensiv mit dem Sterben auseinander, auch mit zahlreichen Vorträgen und Lesungen, u.a. über selbstbestimmtes Sterben.

Bibliografische Information der Deutschen Nationalbibliothek

Die Deutsche Nationalbibliothek verzeichnet diese Publikation in der Deutschen Nationalbibliografie; detaillierte bibliografische Daten sind im Internet über <http://dnb.d-nb.de> abrufbar.
ISBN 978-3-497-02886-3 (Print)
ISBN 978-3-497-61787-6 (PDF-E-Book)
ISBN 978-3-497-61788-3 (EPUB)

Printed in EU
Coverfoto: © Katrin Denkewitz, Bad Homburg
Fotos im Innenteil: S: 117, links: Udo Schäfer, rechts: Berhold Mehne
Satz: JÖRG KALIES – Satz, Layout, Grafik & Druck, Unterumbach

Ernst Reinhardt GmbH & Co KG, Kemnatenstr. 46, D-80639 München
Net: www.reinhardt-verlag.de E-Mail: info@reinhardt-verlag.de

Gewidmet den Gegangenen, Gegenwärtigen
und Kommenden meiner Familie

Inhalt

Geleitwort von Dieter Birnbacher

Die Möglichkeit, in schweren und unumkehrbaren Leidenszuständen oder in hohem Alter sein Leben durch freiwilligen Verzicht auf Essen und Trinken zu beenden, war lange Zeit wenig bekannt. Es ist jedoch ein uralter Weg, den insbesondere in der Antike Philosophen und Könige beschritten haben. Gegenwärtig nimmt das Interesse an dieser Form eines selbstbestimmten Sterbens auch in Deutschland deutlich zu. Ärzte, Hospize, Palliativdienste und Seniorenheime werden zunehmend mit Wünschen von Patienten nach Unterstützung dieser Form des Sterbens konfrontiert; das diesem Thema gewidmete Buch von Boudewijn Chabot und Christian Walther „Ausweg am Lebensende“ von 2010 liegt bereits in sechster Auflage vor; in zwei anderen kürzlich erschienenen deutschsprachigen Büchern berichten die Autorinnen ausführlich über den Prozess des „Sterbefastens“ ihrer Mutter bzw. ihres Vaters; und Vortragsveranstaltungen zum Thema stoßen bei Ärzten, Pflegenden und realen und potenziellen Patienten auf gleichermaßen große Resonanz. Auch in der deutschsprachigen Medizinethik und dem deutschen Medizinrecht hat eine intensive Diskussion darüber eingesetzt, wie dieses Verfahren auf dem Hintergrund der etablierten Grundsätze von Medizinethik und -recht zu beurteilen ist.

Verantwortlich für die schnell wachsende Aufmerksamkeit dürften vor allem zwei Faktoren sein: Das zunehmende Interesse vieler Menschen, die selbstbestimmt gelebt haben, auch ihr Lebensende in die eigene Hand zu nehmen; und die seit 2011 bestehenden Beschränkungen von Alternativen durch berufs- und (in den Jahren zwischen 2015 und 2020) strafrechtliche Verbote.

In Deutschland ist nicht nur die Tötung auf Verlangen strafrechtlich verboten, sondern als verboten galt in den fraglichen Jahren auch die wiederholte Unterstützung der Selbsttötung von Sterbewilligen durch Ärzte und Sterbehilfegesellschaften. Darüber hinaus besteht seit 2011 im Zuständigkeitsbereich von zehn Landesärztekammern ein berufsrechtliches Verbot der ärztlichen Hilfe bei der Selbsttötung.

Gegenwärtig gibt es im Umgang mit diesem Verfahren noch viele Unsicherheiten. Auch die Benennungen – von denen keine die Sache wirklich trifft – schwanken. „Sterbefasten" hebt zwar mit der Intention, dadurch das Leben zu beenden, ein wesentliches Merkmal heraus. „Fasten" legt aber fälschlicherweise nahe, dass der Tod durch den Verzicht auf Nahrungsaufnahme erfolgt, während dieser stattdessen in der Regel durch den Verzicht auf Flüssigkeit herbeigeführt wird. Auch das in der Fachdiskussion bisher dominierende Kürzel FVNF (Freiwilliger Verzicht auf Nahrung und Flüssigkeit) ist nicht vollständig befriedigend, da es nicht unterscheidet zwischen der Lebensbeendigung durch freiwilligen Verzicht auf Flüssigkeitsaufnahme und der Lebensbeendigung durch Verzicht auf künstliche Hydrierung, etwa durch eine Infusion. Außerdem unterschlägt dieser Ausdruck die für das Verfahren wesentliche Intention auf Lebensbeendigung.

Unsicherheiten zeigen sich auch in der ethischen Bewertung – mit der Folge, dass viele einschlägige Institutionen zwischen Akzeptanz und Nichtakzeptanz des Verfahrens schwanken.

Unkontrovers ist, dass Ärzte und Pflegende verpflichtet sind, dem Patienten Hilfe zu leisten, sobald dieser den

Prozess des Verzichts auf Flüssigkeit einmal aufgenommen hat und der Hilfe bedarf. Wie generell bei ärztlichen Hilfeleistungspflichten besteht diese Verpflichtung unabhängig davon, wie man das zu der Hilfsbedürftigkeit führende Vorverhalten des Patienten ethisch beurteilt.

Kontrovers ist, ob die Aufnahme des Prozesses durch einen Patienten innerhalb der eigenen Institution zugelassen werden muss. Aus den USA sind Fälle bekannt geworden, in denen Pflegeheime die Äußerung der Absicht, durch Sterbefasten zu sterben, mit der Entlassung quittiert haben. Auch im deutschsprachigen Bereich vertreten einige Autoren katholischer Provenienz die Rechtmäßigkeit dieser Praxis, vor allem mit dem Argument, eine Unterstützung des Sterbefastens sei mit einer religiös geprägten Hospizidee unvereinbar. Insgesamt herrscht allerdings die Tendenz vor, Sterbefasten in Pflegeheimen und Hospizen nicht nur bei bereits aufgenommenen Patienten zu akzeptieren, sondern auch Patienten, die auf diese Weise sterben wollen, eigens zu diesem Zweck aufzunehmen.

Hintergrund der Kontroverse sind u.a. unterschiedliche Auffassungen darüber, wie weit das Sterbefasten als eine Form von Selbsttötung aufgefasst werden muss. Autoren, die entweder eine Selbsttötung oder eine Hilfe bei der Selbsttötung oder beides für moralisch unzulässig oder problematisch halten, neigen entweder dazu, Sterbefasten zusammen mit der „aktiven" Selbsttötung abzulehnen oder es von der Selbsttötung als eine eigenständige Art des selbstbestimmten Sterbens abzugrenzen. Zwischen dem Sterbefasten und der „aktiven" Selbsttötung eine klare Grenze zu ziehen liegt dabei vor allem aufgrund der sehr unterschiedlichen Erscheinungsweise beider Verfahren nahe.

Im Gegensatz zu einem punktuellen Akt vollzieht sich das Sterben beim Sterbefasten allmählich und ohne aktive äußere Intervention. Demgegenüber sehen Juristen, Ethiker und orthodoxe Theologen im Sterbefasten überwiegend eine „passive" Form der Selbsttötung, bei dem ein Unterlassen – der Verzicht auf Flüssigkeitsaufnahme – an die Stelle der Tötungshandlung tritt. Für diese Auffassung spricht, dass eine Selbsttötung auch dadurch ausgeführt werden kann, dass sich der Suizident, ohne „Hand an sich" zu legen, einem todbringenden Agens (etwa einem herannahenden Schnellzug) aussetzt. Orthodoxe christliche Theologen, die Selbstbestimmung über das eigene Lebensende für unzulässig halten, lehnen insofern konsequenterweise auch das Sterbefasten (und die Hilfe dazu) ab. Im Gegensatz zu einem zum Tode führenden Abbruch einer ärztlichen Behandlung wird durch das Sterbefasten nicht nur ein „künstlich" ins natürliche Geschehen eingreifendes Handeln beendet. Vielmehr wird ein natürliches Bedürfnis, das Bedürfnis nach Flüssigkeit willentlich überwunden und damit der „natürliche" Lauf der Dinge durchkreuzt.

Dieses Buch ist ein sehr persönliches Buch, geprägt durch ein besonders schweres Schicksal. Seit dem Alter von 38 Jahren leidet die Autorin an einer schwerwiegenden chronischen Erkrankung, die ihr auch noch die elementarsten Lebensvollzüge zur Belastung werden lässt. Seit mehreren Jahren verarbeitet sie die Erfahrungen mit ihrer Krankheit, mit der Medizin und mit dem Tod in literarischer Form. Mit diesem Buch möchte sie vor allem über das Verfahren des Sterbefastens, zu dem sie sich entschlossen hat, aufklären und praktische Hinweise geben, wie man das, was sie „Recht auf Eigensinn" nennt, als Patient im medizinischen Alltag durchsetzt. Bemerkenswert ist, dass die Autorin in diesem Zusammenhang nicht nur von Widerständen berichtet, sondern auch von viel positiver Resonanz, auf die ihr Wunsch nach einem selbstbestimmten Sterben bei verständnisvollen Ärzten, Pflegenden und Mitgliedern von Palliativteams gestoßen ist. Ich wünsche diesem Buch ein großes Publikum.

Dieter Birnbacher
Professor für Philosophie,
Heinrich-Heine-Universität Düsseldorf, im Mai 2020

Prolog I bis III

Prolog I

Am Verreisen hasse ich den Stress davor. Seitdem ich denken kann, liebe ich das Gefühl, wieder heimzukommen. Dann sehe ich die Schönheit des Gegenwärtigen nicht mehr, sondern bin nur gesammelt für das, was kommen will. Der Abschiedsschmerz ist dann verflogen. Die Tränen der Ergriffenheit sitzen locker, mein Gemüt ist butterzart, weich wie eine leichte Daunendecke. Dankbarkeit für alles Erlebte und Durchlittene durchströmt mich tief im Herzen. Alles war gut, so wie es war. Alles ist gesagt. Köstliche Stille hinter den Lippen. Bisher brauchte ich in der Regel mindestens drei Wochen, um tiefe Erholung und das Absinken der Seele zu erreichen. Drei Wochen wird meine letzte Reise dauern – vielleicht ein bisschen länger – und ich werde die gleichen Phasen, den gleichen Rhythmus durchlaufen wie im Urlaub. Erst Unruhe und Müdigkeit, dann tiefe Erschöpfung und viel Schlaf. Und dann der Moment des tiefen Erkennens: Es reicht jetzt! Jetzt will ich heim! Jetzt muss ich heim! Ich stelle mir vor, so wie ich es bei meiner wunderschönen Nahtoderfahrung kennenlernte, langsam aus meinem verbrauchten Körper herauszuklettern oder zu gleiten. Ich werde oben am Scheitelpunkt meiner Hülle stehen, werde meine „Seelenflügel" ausbreiten und werde fliegen. Wie bei Joseph von Eichendorffs „Mondnacht": Ich werde ins Licht fliegen und heimkommen.

Prolog II

Ich habe alles gelebt, was es für mich zu leben gab. Alles was jetzt noch ansteht, empfinde ich als Bürde, die ich noch abzuarbeiten habe. Es macht mir selten Freude, weil mein Leben so mühsam geworden ist und ich so müde bin. Es schließt sich unmittelbar die Frage nach dem Sinn des Lebens an: Ich habe alles durchdacht, durchfühlt, gelesen und mit anderen besprochen. Mein Fazit fällt mit zunehmender Gelassenheit recht einfach aus. Der Sinn des Lebens muss das Leben selbst sein. Alles was dazu gehört, gilt es zu leben und irgendwie und irgendwann anzunehmen, als das, was es war. Punkt!

Und was kommt danach? Licht und Liebe, was auch davor schon existierte, denn eine Trennung ist für mich eine reine Kopfgeburt. Ich stelle mir vor, dorthin zurückzukehren, woher ich einst kam. Nur noch Geist zu sein oder Schwingung, eine Form oder keine, eben sein in einer Weise, für die unser Gehirn keine Begriffe kennt. Mehr muss es für mich nicht sein. Spiritueller Minimalismus, Bescheidenheit dem Universum gegenüber, weil das Große für mich letztlich betrachtet ganz einfach ist.

Lüge ich mir etwas in die Tasche? Vielleicht. Aber das ist mir egal. Letztlich entscheide ich, was für mich stimmig erscheint.

Prolog III

Oft denke ich an meinen Tod. Er ist mir ein guter Freund geworden. Mit 38 Jahren bin ich ihm schon begegnet. Ich habe keine Angst mehr vor ihm. Das möchte ich in diesem Buch genauer erklären. Ich habe moderne Hochleistungsmedizin erhalten und bin dem Tod dadurch gerade nochmal von der Schippe gesprungen. Mittlerweile bin ich über 60 Jahre alt und bereite mich ernsthaft auf mein Sterben vor, weil ich spüre, dass sich meine Zeit neigt. Auch deshalb habe ich eine sehr ungewöhnliche Entscheidung getroffen: Ich möchte keine medizinischen Eingriffe mehr in Anspruch nehmen. Ich möchte niemals mehr in ein Krankenhaus. Mein leidgeprüfter Körper soll nie mehr unnötig gequält werden. „Schulmedizin? Nein danke" lautet meine Devise. Doch ohne Medizin und mit den mannigfaltigen Spätfolgen meiner Krebstherapie werde ich nicht alt werden können. Ein klassisches Dilemma! Eigentlich unlösbar, doch für mich handhabbar, in dem ich mich den Tatsachen meines Lebens stelle. Es gilt, ihnen ins Auge zu blicken, meinen Weg rechtzeitig vorzubereiten, vom Ende aus zu denken und das Leben, das ich jetzt noch habe, zu genießen. Aber auch meine Lebensaufgabe zu vollenden. Ich werde also so lange leben, wie es für mich noch auszuhalten ist, und hoffe, dass kein Notfall dazwischen kommt. Einen Plan B habe ich jedoch für diesen Notfall in der Tasche.

Und darum geht es in diesem Buch. Es klingt schwer, fällt mir aber im Vergleich zu erneuten medizinischen Maßnahmen leicht: Bevor ich noch einmal auf Medizin angewiesen sein werde oder von selbst spüre, dass meine Zeit gekommen ist – was ich mir zutraue, so gut wie ich mich kenne – höre ich „einfach" auf, zu essen und zu trinken. Ich finde diese Möglichkeit, bewusst und in Würde mit einem für mich guten Sterbeprozess aus dem Leben zu scheiden, optimal. Sterben ist für mich wie eine Reise. Wir sagen ja auch so schön, dass wir unsere letzte Reise antreten. Auch wenn wir dafür keinen Koffer mehr brauchen, so sind doch wichtige Vorkehrungen zu treffen, von denen ich noch erzählen werde. Eine Reise in die Schweiz oder in die Niederlande zu einem begleiteten Suizid käme für mich persönlich nicht in Frage. Das wäre mir viel zu anstrengend, zu teuer und vor allem käme dieser Tod für mich zu schnell. Abgesehen vom plötzlichen Herztod, den sich die meisten wünschen, den jedoch laut Statistik nur ein kleiner Teil der Menschheit erlebt, dauert Sterben einfach eine gewisse Zeit. Außerdem ist Sterben – und hier gilt es, mir gegenüber ehrlich zu sein – in der Regel schmerzhaft und von außen betrachtet auch bisweilen furchtbar. Aber es ist ein Teil des Lebens, den jeder Mensch in irgendeiner Form erleben muss. Tröstlich finde ich, dass es letztlich doch auch jeder schafft, genauso wie wir den Weg in dieses Leben irgendwie überstanden haben. Und Geborenzuwerden ist doch ein gewaltiges Naturereignis, das Mutter und Kind in der Regel viel oder alles abfordert.

Sterbefasten oder korrekt „Freiwilliger Verzicht auf Nahrung und Flüssigkeit – FVNF" ist in meinen Augen eine völlig natürliche Form des Sterbens. Schon von jeher haben Mensch und Tier die Nahrungsaufnahme und irgendwann auch die Flüssigkeitszufuhr beendet und sind dann meist friedlich eingeschlafen. Hierfür gibt es ausreichend Beispiele, sowohl in der Literatur als auch in meinem persönlichen Umfeld.

Mit diesem Buch möchte ich ein Exempel statuieren und zu einer neuen Bewusstheit aufrufen. Diese mündet in einer Form der Bescheidenheit gegenüber den gigantischen Möglichkeiten unserer modernen Medizin. Unser deutsches Gesundheitswesen zählt zu den teuersten der Welt. Für mich wurde schon eine gewaltige Summe ausgegeben, wofür ich extrem dankbar bin. Heute soll und muss eigentlich jeder prüfen und entscheiden, wieviel

Medizin er braucht und nutzt. Jeder muss auch entscheiden, wie viel Mut er einsetzt, um von moderner Medizin zu profitieren. Jeder medizinische Eingriff hat seine Folgen, und wenn es nur Narben sind, die für immer bleiben. Oder man verbringt für den Rat eines Arztes Stunden in seinem Wartezimmer und zuvor hat man Wochen auf diesen Termin gewartet. Es kann schwer per Gesetz verordnet werden, ab wann Medizin unbezahlbar wird. Womöglich landen wir aber doch irgendwann genau an diesem Punkt, weil der Kollaps dieses Systems eingetreten ist. Anzeichen dafür können wir heute schon finden. Resistenzen auf Antibiotika, Pflegefachkräfte, die im Verhältnis zur steigenden Zahl der Pflegebedürftigen schon heute aus falscher Sparsamkeit zu wenig ausgebildet und eingesetzt werden. Die Prognosen für die Zukunft klingen beunruhigend. Ich möchte mit achtzig nicht in einem Pflegeheim dahinvegetieren und warten, bis man mich auf die Seite dreht oder mir die Windel wechselt.

Im 21. Jahrhundert angekommen, leben wir so verwöhnt und denken, dass alles möglich ist. Wir können uns leisten, das Sterben und den Tod von uns wegzuschieben, weil wir in der Sicherheit leben, dass im Notfall immer Hilfe bereit steht. Wehe, der Tod kommt ungeplant in unser Leben, dann stehen wir da, fassen es nicht, werden wütend auf das Gesundheitssystem, das versagt hat. So jedenfalls erlebe ich es tagtäglich und sage nur: Ich mache das anders und ich habe andere Erfahrungen gemacht.

Mein Leitspruch im Leben, der sich oft bewahrheitet hat, lautet deshalb:

„Plane das Schwierige da, wo es noch leicht ist!
Tue das Große da, wo es noch klein ist!
Alles Schwere auf Erden beginnt stets als Leichtes.
Alles Große auf Erden beginnt stets als Kleines." (Laotse)

Hinweise: Der Einfachheit halber habe ich mich für die männliche Schreibweise entschieden und es ist für mich selbstverständlich, dass auch die weibliche und diverse Form gemeint sind. Ich verwende sowohl die Begriffe „Sterbefasten" als auch den „freiwilligen Verzicht auf Nahrung und Flüssigkeit" (FVNF) und den „freiwilligen Verzicht auf Essen und Trinken" (FVET), wie bei bei der Deutschen Gesellschaft für Palliativmedizin zu finden (www.dgpalliativmedizin.de/phocadownload/stellungnahmen/DGP_Stellungnahme_Rechtssicherheit_fr_schwer_und_unheilbar_Erkrankte_130202019.pdf, 5.6.2019).

Plädoyer für ein selbstbestimmtes Sterben in Form von freiwilligem Verzicht auf Nahrung und Flüssigkeit (FVNF) – nicht nur für Hochbetagte

Grundsätzliche Überlegungen

Selbstbestimmung als oberstes Prinzip

Wir haben in Deutschland die Freiheit, über unser Leben grundsätzlich selbst bestimmen zu dürfen. Dieses Grundrecht ist durch unsere Verfassung geschützt und beinhaltet außerdem das Recht auf freie Entfaltung der Persönlichkeit. In meinen Augen ist das ein hohes Gut. Unsere Selbstbestimmung endet allerdings dort, wo die Rechte anderer verletzt werden, oder wo wir gegen die Verfassung verstoßen. Das bedeutet auch, dass ich persönlich für die Folgen meines Handelns verantwortlich bin. Darüber hinaus regeln, je nach Gesellschaftsordnung oder religiöser Zugehörigkeit, ethische sowie moralische Gesichtspunkte unser Zusammenleben. So weit, so gut. Es liegt mir fern, mit diesem Buch einen juristischen oder ethisch-moralischen Diskurs zu eröffnen. Das können andere sicher besser. Ich möchte lediglich die Punkte abklopfen, die ich für mein Thema für bedeutungsvoll halte und die sowohl mein Leben, als auch meine Entscheidung, selbstbestimmt sterben zu wollen, mitgetragen haben.

In meiner beruflichen Tätigkeit als Physiotherapeutin in den Jahren 1982 bis 1997 habe ich mich sehr oft gewundert, wie wenig Selbstbestimmung und Verantwortung meine Patienten für ihren Körper übernommen haben. Diese Körperhülle wurde qua Rezept in meine Praxis gehievt, mit dem Auftrag an mich, alles schnellstmöglich wieder funktionstüchtig zu machen. Diese Distanz zum eigenen Körper, bis hin zu einer kompletten Gefühlslosigkeit, galt es für mich dann als erstes zu überwinden, um überhaupt die Basis einer therapeutischen Intervention herzustellen. Ich kam mir oft vor, wie in einer Autowerkstatt. Wobei ich selten „nur Zündkerzen" zu wechseln hatte, sondern schon mittlere Schäden bis hin zu Totalschäden zu behandeln hatte. Ein akuter Bandscheibenvorfall, mit kompletter Unfähigkeit gehen zu können sowie anhaltenden Schmerzen, kämen diesem Vergleich sehr nahe. Mein Verständnis – und hier war mir die Selbstbestimmung immer wichtig – galt natürlich dem Bemühen, die Schmerzen zu lindern und eine gute Beweglichkeit wiederherzustellen. Außerdem wollte ich im edukativen Sinne dazu beitragen, anatomische Zusammenhänge verständlich zu machen, damit meine Patienten vorbeugende Maßnahmen in den Alltag integrieren konnten. Meine Patienten sollten folglich ihren Körper beobachten und erfühlen lernen. Bisweilen gab ich ihnen auch kleinere paradoxe Denkaufgaben mit nach Hause: Etwa zu überlegen, was sie anstellen müssten, um möglichst schnell die neugewonnene Schmerzfreiheit wieder zu verlieren oder den Erfolg der Behandlung in Frage zu stellen. Kreativität, sowohl bei mir, als auch bei meinen

Patienten, schätzte ich sehr. Auch das Recht auf Eigensinn ist für mich ein wesentlicher Teil der Selbstbestimmung und oft ein wesentlicher Beitrag zur Gesundung. Um in meiner Tätigkeit sinnstiftend zu arbeiten, bediente ich mich systemischer Denk- und Fragetechniken, die ich in den Jahren 1989 bis 1992 bei der Internationalen Gesellschaft für Systemische Therapie (IGST) in Heidelberg erlernt habe. Beobachten, Erkennen, Austesten und stetiges Reflektieren wurden mir und meinen Patienten zur zweiten Natur. Das führte zu tiefgreifenden Erkenntnissen und verblüffenden Erfolgen.

Im Mai 1995 – mit 38 Jahren – erkrankte ich dann an einer Grippe, aus der ein Leidensweg werden sollte. Ein halbes Jahr später waren unerklärliche Bauchschmerzen nur noch mit Morphium und künstlicher Ernährung auszuhalten. Er mündete in der Diagnose eines anaplastischen hochmalignen T-Zell-Lymphoms (für Laien erkläre ich diese Diagnose gerne mit dem Vergleich zu einer akuten Leukämie). Ich musste die Seite wechseln und wurde selbst Patientin, doch ich profitierte von meinem eigenen Arbeitsstil. Die Selbstbestimmung und den Eigensinn zu wahren, auch wenn der Tod plötzlich am eigenen Bett steht, war für mich aus heutiger Sicht betrachtet lebensrettend. Doch was heißt eigentlich Selbstbestimmung in der Praxis, jenseits der juristisch und schriftlich festgelegten Verfügungen? Aus meiner leidvollen Erfahrung weiß ich, dass man seine Selbstbestimmung meistens schon bei der Klinikaufnahme abgeben muss. Dieses Prozedere durchlief ich mehrfach, denn ich hatte fünf Zyklen einer aggressiven Chemotherapie und im April 1996 eine Hochdosischemotherapie mit autologer Knochenmarktransplantation zu überstehen. Davon war ich etliche Wochen in „Isolationshaft“, um gegen Keime geschützt zu sein. Dazwischen musste ich mehrfach, wegen hohen Fiebers oder anderer Beschwerden, stationär aufgenommen werden.

Als eklatant empfinde ich in der Klinik dieses deutliche Gefälle zwischen Patienten und „Weißkitteln". So nenne ich hier bildhaft alle Ärzte und Pfleger, weil sie in ihrer Rolle und Aufgabe, den Kranken verpflichtet zu sein, nun mal diese weiße Tracht tragen. Obendrein liegt der Patient meist, wohingegen die „Weißkittel" stehen. Zwar liegt das in der Natur der Sache, doch schon das ist eine Positionierung, die sich unangenehm hierarchisch anfühlt. Zudem ist der Patient auf Grund seiner Krankheit oft gar nicht mehr in der Lage, seine Selbstbestimmung zu vertreten, auch wenn er einer Untersuchung zunächst zugestimmt hat. Er nimmt sich selbst und seinen kranken Körper in einer völlig veränderten Form wahr, wenn er ihn überhaupt noch spüren kann. Alles Vertraute ist plötzlich anders und vielleicht nur noch schmerzvoll. Die Kraft schwindet bei langen Krankheitsverläufen ohnehin. Chefvisiten sind ebenfalls ein gutes Beispiel, das Gefälle zwischen Patienten und „Weißkitteln" zu verdeutlichen. In meinem Roman „Winterfell" (*Mehne 2005*), den ich zur Verarbeitung meiner leidvollen Krankenhauserfahrungen geschrieben habe, schenkte ich meinem Alter-Ego Sophie meine Stimme. Als die Schar der Weißkittel zum ersten Mal ihr Krankenzimmer betritt und an ihrem Bett zum Stehen kommt, fühlt sich Sophie urplötzlich winzig, der Masse ihr gegenüber nicht gewachsen. Im Bett kommt sie sich wie ein Wurm vor, der verunsichert unter die Bettdecke rutscht und ihre sonst noch klare Beobachtungsfähigkeit kommt ihr abhanden. Diese Chefvisiten empfindet sie wie eine „weiße Wolke". Bei diesen Chefvisiten ist die Selbstbestimmung des Patienten deaktiviert. Die „weiße

Wolke" bestimmt über das eigene Selbst, ob man es will oder nicht.

Interessant finde ich in diesem Zusammenhang, dass mir Ärzte immer wieder gestanden haben, sie würden bei sich selbst nur im Ausnahmezustand ihre bei mir durchgeführten Therapien anwenden. Kämen sie in eine vergleichbare Lage, so hätten sie genug Möglichkeiten, um all dem zu entkommen. Etliche Ärzte nutzen nicht einmal die gängigen Vorsorgemöglichkeiten für sich selbst. Sehr verhalten reagieren viele Mediziner auch, wenn sie über ihr eigenes Sterben und ihren Tod sprechen sollen. Mein Recht auf Eigensinn habe ich hier oftmals im Gespräch eingesetzt und habe immer wieder hartnäckig nachgefragt und nachgehakt.

Der allergrößte Feind der Selbstbestimmung jedoch ist meiner persönlichen Erfahrung nach der negative Stress, dem jeder Patient ausgesetzt ist und den alle Personen im Gesundheitswesen nur zu gut kennen. Und sterben zu müssen bedeutet doch den ultimativen Stress für uns Menschen, obwohl Sterben eigentlich das Natürlichste der Welt ist. Die meisten Menschen möchten zwar zu Hause sterben, doch in der Regel ist laut Statistik (*Dasch et al. 2015*) das Krankenhaus der Sterbeort. Wer gar noch auf einer Intensivstation verstirbt, der hat bis zum Tod unfassbaren Stress zu ertragen. Man denke nur an das qualvolle Absaugen der Atemwege. Bei diesem höchst unangenehmen Eingriff kann man den dramatischen Anstieg der Herzfrequenz deutlich hören und sehen. Keiner, so behaupte ich hier kühn, der das vorher gewusst hätte, wenn er sich beizeiten damit befasst hätte, würde solch einen Sterbeprozess für sich zulassen. Bezüglich all dieser Tatsachen, auch aus meiner eigenen Erfahrung als sterbenskranke Patientin, muss man bedauerlicherweise sagen, dass oft der Arzt am Ende allein entscheidet, was für den Patienten gut und was für ihn schlecht ist. Das bedeutet, der Arzt entscheidet auch, ob ein Patient einen friedvollen Tod erleben darf oder an teuren Apparaten dahinsiechen muss. Mit dieser vielleicht gewagten Aussage beziehe ich mich auf die Genfer Deklaration aus dem Jahr 1948 (*Siefert 2005*). Erst die Neufassung der Deklaration, welche im Jahr 2017 bei der 68. Generalversammlung des Weltärztebundes in Chicago überarbeitet wurde, betont die Verpflichtung, die Autonomie und Würde des Patienten zu achten (*Weltärztebund 2017*). Trotzdem müssen Patienten schwerstkrank und sterbend immer wieder ertragen, dass das medizinische Gelöbnis über die Maßen strapaziert und damit letztlich zum groben Nachteil des Erkrankten wird.

Auch der Mediziner und Sterbeforscher Gian-Domenico Borasio ist der Ansicht, dass vom Patientenwillen bei diesem Eid keine Rede mehr sein kann. „Durch Übertherapie sterben wir schlechter und früher", so betitelte die ZEIT Online ein Interview mit dem bekannten Sterbeforscher. „Zu viel Behandlung mache den Tod qualvoller als nötig, sagt Europas wichtigster Palliativmediziner Gian-Domenico Borasio. Lebensqualität sei das Maß – gerade im Sterben" (*Simmank 2018, 1*). Gian-Domenico Borasio setzt sich seit langem dafür ein, auch die Arzt-Patienten-Kommunikation so zu verbessern, dass eine Verwirklichung der Selbstbestimmung realisiert werden kann (*Borasio 2017*). Die Redewendung „Reden ist Silber, Schweigen ist Gold" sollte meines Erachtens im Kontakt zwischen Arzt und Patient unbedingt umgedreht werden. Reden ist Gold. Und ich möchte diesen Spruch sogar noch zu „Fragen ist Gold" erweitern, gerade weil man als Patient und Laie den medizinischen Sachverhalt in der Regel sehr schwer verstehen kann. Patienten müssen unbedingt reden, fragen und vor allem nachfragen. Nur so lassen sich eigene Vorstellungen klar herausarbeiten. Und für Ärzte sollte die Regel mit „Zuhören ist Gold" ergänzt werden. Das würden sicher viele gerne tun, wenn es dafür eine ordentliche Entlohnung gäbe und die Fallpauschalen wieder abgeschafft würden. Bei allem Patientenleid bin ich mir selbstredend auch der Tatsache bewusst, dass Mediziner eine immense Verantwortung tragen und in unserem streng kostenorientierten Kliniksystem an die Grenzen ihrer physischen wie psychischen Kraft getrieben werden. Ich habe sie immer dafür bewundert, mit wieviel Einsatz und Hingabe sie mich damals behandelt haben. Denn bei allem Leid gab es tatsächlich auch Momente, in denen sich der Chefarzt während der langen Zeit der Knochenmarktransplantation einen Stuhl schnappte, sich an mein Bett setzte und mir zuhörte. Er tat es dreimal, es war meist in den Abendstunden, und natürlich musste er sich vermummen und Schutzkleidung tragen, was eine gewisse Komik hatte. Das werde ich nie vergessen. Klinikärzte, so lese ich immer wieder, gehören nicht zufällig zu der Berufsgruppe mit der höchsten Rate an Depressionen, Suchterkrankungen und Burnout (*Meyer 2009*). Stress, bedingt durch immensen Leistungsdruck, und hohe Zeitnot führen eben unter anderem auch dazu, dass Tätige im Gesundheitswesen über ihre Grenzen gehen müssen, was sich schnell auf die Patienten überträgt. Ich weiß noch zu gut, dass ich ständig Sorge hatte, zu viel Arbeit zu machen, und oft zu spät um Hilfe klingelte.

Die Deutsche Gesellschaft für Palliativmedizin, ein 1994 als wissenschaftliche Fachgesellschaft gegründeter Verein, ist bemüht, ein neues Verständnis für den Umgang mit Sterben und Tod in der Gesellschaft, aber auch unter den Medizinern auszubilden. Sie kooperiert mit allen Berufsgruppen (Multiprofessionalität) und führt regelmäßige Aus- und Fortbildungsveranstaltungen, Tagungen und wissenschaftliche Kongresse durch. Der Aufbau eines nationalen und internationalen Netzwerkes zum Austausch von Informationen und Kenntnissen, ebenso zur Weiterentwicklung und Erarbeitung von Standards für die Ausbildung und Qualitätssicherung in der Palliativversorgung wurde durch sie ermöglicht. Die Fachgesellschaft setzt sich im Weiteren mit ethischen Fragestellungen, die mit der Behandlung unheilbar Kranker verknüpft sind, und wissenschaftlichen Untersuchungen, die sich dem Anliegen der Palliativversorgung widmen, auseinander. Besonders hervorheben möchte ich ihre Mitwirkung in Form von Stellungnahmen bei der Entwicklung von Gesetzgebung und Rechtsprechung, die seit Jahrzehnten versucht, einen Ausgleich der Interessen sicherzustellen.

Letztlich heißt Selbstbestimmung für mich, mir mein Sterben vorzustellen und mich in den Sterbeprozess einzufühlen. Es durchaus mehrmals durchzuspielen, ähnlich den Profisportlern, die ihren Sprung an der Skirampe simulieren und visualisieren. Diese Übung ist aus meiner Sicht zumindest notwendig, um eine Patientenverfügung zu erarbeiten. Eine vernünftige Patientenverfügung ist überhaupt der erste Schritt für ein hoffentlich selbstbestimmtes Sterben. Die Vorsorgevollmacht ist noch wichtiger und sollte bei jedem Krankenhausaufenthalt mitgenommen werden (*Putz/Steldinger 2016*). Selbstbestimmung heißt aber eben auch, dass ich als Patientin akzeptieren muss, dass Ärzte sich an ihren Eid, „Leben zu retten“, gebunden fühlen und nicht gezwungen werden können, davon abzuweichen. Sollte ich davon keinen Gebrauch machen wollen, dann darf ich im Notfall für mich eben nicht die 112 anrufen. Jeder ist in diesem Punkt frei. „Reden ist Gold" rate ich auch für die Gespräche mit den Angehörigen. Es kann lebenswichtig sein, zu wissen, was die Betroffenen im Notfall gerne hätten. Um hier mehr Sicherheit zu erlangen, empfehle ich, die seit einiger Zeit angebotenen Letzte-Hilfe-Kurse zu besuchen. Dort erfährt man auch, an welchen Zeichen sich der Sterbeprozess erkennen lässt und welche Handlungsoptionen sich anbieten. Ich habe mit meinem Mann jetzt mehrmals gesprochen und ihn um Folgendes gebeten: Sollte er mich irgendwann vorfinden und feststellen, dass ich nicht mehr atme, dann möge er seinen ersten Schreck zulassen, sich neben mich setzen und meinen Puls und die Atmung überprüfen. Wenn er dann noch eine Taschenlampe findet, kann er mir in die Augen leuchten, um zu sehen, ob die Pupillen starr sind. Wenn dem so ist, dann soll er ruhig atmen, neben mir sitzen und warten. Hält er es neben mir nicht aus, wäre ich nicht böse, wenn er das tut, was für ihn gut ist. Ist er sicher, dass ich es geschafft habe, dann kann er unsere Ärztin rufen. Für weitere Notfälle habe ich auch vorgesorgt, darüber spreche ich im Kapitel „Plan B für den Notfall". Sollte mir dieses Sterben geschenkt werden, dann wäre ich wirklich sehr glücklich. Das wissen mein Mann und unsere Kinder jetzt schon und ich hoffe, dass sie einen so plötzlichen Verlust dann besser verkraften.

Chronisch krank und/oder austherapiert

Laut Bundesgesundheitsministerium gilt der Mensch als schwerwiegend chronisch krank, wenn er mindestens einen Arztbesuch pro Quartal mit derselben Krankheit über ein Jahr lang nachweisen kann. Zusätzlich muss er einen Pflegegrad, eine Erwerbsminderung oder Behinderung von sechzig Prozent und kontinuierliche medizinische Versorgung nachweisen, ohne die die Lebenserwartung vermindert oder seine Lebensqualität dauerhaft beeinträchtig ist (*Bundesgesundheitsministerium 2018*). In diese Kategorie gehören chronische Krankheiten wie Diabetes mellitus, Asthma oder die koronare Herzkrankheit. Den Begriff „austherapiert" führt das Bundesgesundheitsministerium auf seiner Website nicht. Der Duden sagt, was der normale Menschenverstand auch weiß: Ein Mensch ist dann „austherapiert", wenn die medizinische Therapie zu keiner Heilung oder Linderung der Beschwerden führt. Ich würde hinzufügen, dass man als austherapiert gilt, wenn die Medizin keinen weiteren Weg mehr zur Verfügung hat oder man keinen mehr für sich nutzen möchte. Die Frage bleibt für mich individuell zu beantworten, welche Wege ich schon gegangen bin und wie bereit ich bin, weitere zu beschreiten. Denn es gibt immer einen Weg, so meine Erfahrung.

Den letzten Weg, den Ausweg oder den Königsweg bietet die Palliativversorgung, die einen Menschen mit einer unheilbaren und fortschreitenden Krankheit und begrenzter Lebenserwartung behandelt und das Hauptziel in der Erhaltung der Lebensqualität sieht. Ausdrücklich heißt es dort, dass sich die Palliativversorgung nicht nur auf die letzte Lebensphase beschränken und vor allem auch die Angehörigen einbinden soll. Palliativbehandlung gibt es mittlerweile im stationären und ambulanten Bereich (*Sabatowski et al. 2005*).

Es stellt sich nun die Frage, wie und worunter ich mich einordne. Hierzu füge ich einen Auszug aus meinem Tagebuch ein, weil ich in diesem Buch nicht nur nüchtern und selbstreflektiert sein will, sondern auch Gefühle und Zweifel offenbaren möchte. Gerade diese Offenheit wird von vielen Menschen, die mir schreiben oder mich bei Vorträgen in den letzten 15 Jahren getroffen haben, als so wertvoll und erhellend geschildert. Meine persönliche Lebens- und Krankheitsgeschichte habe ich in meinen Büchern „Licht ohne Schatten – Leben mit einer Nahtoderfahrung" (*Mehne 2013*) und „Der große Abflug – Wie ich durch meine Nahtoderfahrung die Angst vor dem Tod verlor" (*Mehne 2016*) ausführlich beschrieben. Meine Geschichte hat vielen Mut gemacht, sich nicht zu verstecken und offen mit den Veränderungen ihrer Krebserkrankung und Nahtoderfahrung umzugehen. Denn die Integration in das eigene Leben ist ein mühsamer aber wichtiger Schritt. Die Auseinandersetzung mit dem eigenen Ende ebenso.

Juni 2017

Seit vier Monaten spüre ich deutlich: Meine Zeit auf diesem Planeten ist gezählt. „Zu früh!", schreit die eine Fraktion meines Inneren. Der Kopf denkt: „Heute werden die Menschen doch viel älter, das ist doch kein Alter!" Die andere Fraktion, sie sitzt im Bauch, gehört meiner Intuition und sie fordert einen tiefen Atemzug: „Es wird genau richtig sein". Und was sage ich? Ich prüfe mich selbst und spüre die immer stärker werdende Müdigkeit, das stetige Erschöpftsein, die Luftnot beim Treppensteigen, die schmerzenden Beine und Gelenke, die Missempfindungen in den Füßen und Händen, die Übelkeit und der Ekel vorm Essen, den von der Chemo verkorksten Bauch. Die Wenigsten wissen, dass ich seit 1996 zum Ausscheiden –

Defäkieren klingt medizinisch korrekt – mechanische Unterstützung benötige. Für diese schmerzhafte Prozedur brauche ich täglich meist eine ganze Stunde. An manchen Tagen ekele ich mich vor mir selbst. Wie ich durch einen sehr guten Arzt und Neurologen in der Zwischenzeit weiß, leidet offensichtlich der Plexus Zöliakus an einer postchemotherapeutisch induzierten autonomen Neuropathie. Dazu hat sich die Aufhängung des Dickdarms verabschiedet und dieser Teil des Darmes knäult sich nun im rechten Unterbauch wie ein zusammengefallenes Zelt zusammen. Wie ein Stein liegt darauf noch eine Gebärmutter, die ich nicht mehr gebrauche und die sich auch der Schwerkraft folgend an anderer Stelle gesenkt hat. Der Vorgang, alles Gegessene durch die sieben bis acht Meter Darm zu wälzen und zu quetschen, ist bei mir mit permanenten Schmerzen verbunden. Es fühlt sich für mich so an, als wäre mein Darm eine alte Dampflok, die sich mühsam die Serpentinen eines Berges hochschafft. Die Bauchspeicheldrüse produziert kaum noch die notwendigen Verdauungsenzyme, der Darm ist chronisch entzündet. Sicher könnte man den Bauch mal eben aufschneiden und Ordnung schaffen, so stellt sich der Laie das vor und womöglich auch mancher Chirurg. Die Funktionsstörung wäre damit aber nicht behoben und meinem Bauchgehirn, diesem riesen großen Nervengeflecht, würde man damit keine Freude bereiten. Ich werde mir den Bauch nie und nimmer aufschneiden lassen, außerdem ist es gut möglich, dass danach alles schlimmer ist als zuvor.

Man nennt mich eine „Langzeitüberlebende nach Knochenmarktransplantation", ein tolles Wort. Es erinnert an Kriegsveteranen, und diese Assoziation trifft den Nagel auf den Kopf. In beiden Fällen wird mit Gift hantiert und der Überlebenswille aufs Härteste getestet. In meiner Not rief ich bei der Uniklinik Mainz an, wo ich seinerzeit transplantiert wurde und fragte, ob es mittlerweile eine Anlaufstelle für Spätfolgen gäbe. Fehlanzeige, die gibt es nicht, weil die meisten gar nicht so lange überleben. Die Mediziner dort kümmern sich nur um die akuten Fälle und sind froh, wenn diese die ersten fünf Jahre schaffen. Diese Menschen haben ganz andere Spätfolgen, meine hat dort noch keiner und ich schäme mich, diese überhaupt zu benennen, brennt noch immer die Mahnung in mir, doch bitte froh zu sein, überhaupt leben zu dürfen. Ich telefonierte mit der Uniklinik Freiburg, die eine stationäre Reha für Transplantierte anbietet. Der Oberarzt hörte mir geduldig zu und meinte dann, dass sie für mich nichts im Programm hätten. Diese Spätfolge sei zu selten. Ich könnte selbstverständlich trotzdem kommen und man könnte sehen, ob man mir helfen könne. Drei Wochen Krankenhaus, denke ich, mit der Wahrscheinlichkeit, dass „wieder nix bei rumkommt"? Ein klares „NEIN" war meine Antwort. Das wäre bei allem Leidensdruck obendrein nur eine Verkürzung meiner Lebenszeit, denn Krankenhäuser sind für mich Orte, an die ich nicht mehr möchte.

Da mir Selbstbestimmung so wichtig ist, habe ich von Beginn meiner Krankenzeit viele Dinge auch selbst entschieden. Ich erinnere mich noch an den ersten Tag der Hochdosischemotherapie. Das erste Medikament erzeugte trotz

Vormedikation unfassbar starke Kopfschmerzen und epileptische Zuckungen, sodass die Chemo, als dreiviertel der Flüssigkeit in mich gelaufen war, abgestellt werden musste. Darüber war ich sehr froh. Einen solchen Auftakt als Beginn des sechstägigen Chemomarathons hatte ich mir nicht vorgestellt. Am Abend trat dann die diensthabende Ärztin an mein Bett und wollte den Rest der Chemo noch verwerten. Ich habe protestiert. Keinen Tropfen dieses Teufelszeuges wollte ich noch in mir haben! Ich fragte sie, ob sie glaube, dass ich auch ohne diese Menge gesunden könne. Sie lächelte und antworte nach einer Bedenkpause mit „Ja“. Eine weitere Tortur für diesen Tag blieb mir also erspart. Den leisen Triumph, gut für mich gesorgt zu haben, fühle ich noch heute. Wie viele Menschen lassen so vieles einfach über sich ergehen und fragen nicht nach? Das werde ich nie verstehen! Die jährliche onkologische Nachsorge habe ich nach 17 Jahren eingestellt. Ich will die Onkologie nicht mehr besuchen, und meine Hausärztin kann meine Nachsorge sehr gut durchführen.

Seit Januar 2019 gibt es nun endlich die erste Anlaufstelle für Langzeitüberlebende oder „Cancer Survivors“ an der Uniklinik Frankfurt, vorwiegend für jüngere Menschen. Die Möglichkeit, dort einen Termin zu erhalten, habe ich selbstverständlich ausgelotet. Kurz dachte ich auch daran hinzufahren. Letztlich habe ich mich dagegen entschieden, denn ich hätte wieder eine Klinik besuchen und womöglich weitere Untersuchungen erdulden müssen. Die auf der Website aufgelisteten Angebote habe ich letztlich alle selbst schon durchprobiert. Eine innovative und neue Hilfe erwarte ich auch von dieser Einrichtung nicht. Dort kann auch nur mit Wasser gekocht werden, wie es der Volksmund so schön sagt. Vielleicht hat man dort mehr Verständnis für mich, aber das nützt mir nun auch nichts mehr. Das Angebot kommt für mich 15 Jahre zu spät.

2015 habe ich eine Ärztin gefunden, bei der ich Klartext reden kann, die mich versteht, die Zeit hat, mir zuzuhören, und die gute schulmedizinische, als auch naturheilkundliche Therapiemöglichkeiten kennt. Sie vertraut mir vor allem in meinem Fachwissen über meinen Körper und schätzt es sehr, wie differenziert ich meinen jeweiligen Körperzustand beurteilen kann. Außerdem weiß sie, dass ich hart im Nehmen bin, bisweilen Schmerzen zu lange aushalten kann, und dass ich nur zu ihr komme, wenn ich mir keinen anderen Rat mehr weiß. Wir haben jetzt schon über einen längeren Zeitraum alle meine Überlegungen zum Sterbefasten besprochen. Ihre Gedanken dazu haben mir sehr geholfen, meine eigene Position klarer zu erkennen. Was mich sehr entlastet, ist ihre Bereitschaft, mich zu begleiten.

Mittlerweile weiß ich sehr genau, wie ich mich im Gespräch verhalten muss, um mein Anliegen vorzutragen. Die bessere Kommunikation zwischen Arzt und Patient, wie sie der Palliativmediziner Gian-Domenico Borasio fordert, verlangt auch vom Patienten, dass dieser sich genau überlegt, was er wie sagt. Gute Erfahrungen habe ich damit gemacht, dass ich mich immer auf wichtige medizinische Termine vorbereite. Ich habe dazu immer eine Übersichtstabelle meiner Diagnosen und eine aktuelle Medikationsliste bei mir. So spart mein Arzt viel Zeit und muss sich nur Stichpunkte notieren. Außerdem versuche ich sachlich zu sprechen, wenig zu jammern und freundlich zu bleiben. Bei Vorschlägen, die mir zweifelhaft erscheinen, erbitte ich mir Bedenkzeit und traue mich auch, einen zweiten Termin einzuholen, um die Gelegenheit zur Nachfrage zu nutzen. In kritischen Fällen habe ich schon mehrmals eine Zweitmeinung eingeholt. Trotz aller Bemühungen musste ich leider auch erleben, nicht verstanden zu werden oder zu hören, dass es eben keine weitere Behandlungsmöglichkeit für mich gäbe.

Viele Dinge regele ich mittlerweile allein, weil ich mich sehr gut kenne und es keinen Sinn macht, zu Ärzten zu gehen, die mit meinen Spätfolgen nichts anzufangen wissen. So habe ich bei allem gelernt, dass die meisten misslichen Umstände auch wieder von selbst vergehen, wenn ich lange genug geduldig abwarte und wenn ich weiß, was ich selbst für mich zu tun oder meist eben auch zu lassen habe.

Trotzdem brauchen natürlich alle Umstände Namen, also Diagnosen, die in das gängige ICD-10-Verzeichnis passen, das die internationale statistische Klassifikation der Krankheiten und verwandter Gesundheitsprobleme auflistet. Davon habe ich ausreichend. In meinem widerborstigen Selbstbehauptungswillen und meiner Neigung zum Humor – mein Leitspruch: „Lieber Humor als Tumor“ – nenne ich das alles „Morbus Mehne“. Mit diesem „Morbus Mehne“ zähle ich zu den chronisch Kranken und in gewisser Weise auch zu den Austherapierten. Denn ähnlich dem ärztlichen Eid, zu dem heute gefordert werden muss, dass die Selbstbestimmung des Patienten berücksichtigt gehört, muss auch beim Thema „chronisch krank und austherapiert“ die Selbsteinschätzung des Betroffenen eingeschlossen werden. Was kann und will ein Mensch ertragen müssen? Diese Frage muss möglich sein! Diese Frage sollten sich viele Menschen viel öfter stellen, vor allem jene, die bereit sind, ihrem Sterben und dem Tod mutig ins Auge zu blicken.

FVNF: Ein natürlicher Tod

Die Meinungen gehen bei diesem Thema weit auseinander und werden zum Teil auch sehr heftig und kontrovers diskutiert. Doch für mich gilt, mir selbst gegenüber in erster Linie ehrlich zu sein. Sterben, egal ob es als natürlich oder unnatürlich eingestuft wird, ist – wie schon in Prolog III geschrieben – in der Regel schmerzhaft und von außen betrachtet auch bisweilen furchtbar. Sicher gibt es auch Ausnahmen. Ich kann mir aber nicht vorstellen, dass sterben völlig schmerzfrei möglich ist, auch wenn derjenige nur noch schläft und schon längst in anderen „Sphären" unterwegs ist. Zu dieser Einsicht bin ich gelangt, weil ich diesen Prozess am eigenen Leib erfahren durfte. Ehrlicher ist es, wenn ich sage: erleiden musste. Ich kenne die Innenperspektive des Sterbens, zumindest einen Teil davon (*Mehne 2016*).

Mittlerweile gibt es verschiedene Bücher und auch Filme zum Thema Sterbefasten, die bei der persönlichen Einstufung mehr als hilfreich sind. Sehr ausführlich behandeln das Thema der Mediziner Boudewijn Chabot und der Neurobiologe Christian Walther in ihrem Buch „Ausweg am Lebensende" (*Chabot/Walther 2021*). In Kapitel 6 widmen sie sich den ethischen Aspekten und diskutieren die Frage nach dem natürlichen Tod sehr differenziert. Sie unterscheiden die Fragestellung hinsichtlich einer vom Gefühl und vom Verstand geleiteten Entscheidung und meinen, das Gefühl sei für den natürlichen Tod. Denn schließlich hört der Mensch einfach auf zu leben. Der Verstand sagt, so meinen die beiden Autoren, dieser Tod wird absichtlich herbeigeführt und muss dann als Suizid betrachtet werden. Aufgehorcht habe ich bei ihrer Beschreibung der Behandlungssituation, in der sich der Betreffende befindet. Sie behaupten nämlich, wenn der Mensch nur auf Grund einer medizinischen Behandlung noch am Leben ist, dass der Sterbewunsch einem Behandlungsabbruch gleichkäme. Ein solcher sei das gute Recht eines Jeden, und man würde der Natur ihren freien Lauf lassen. Was wiederum eine natürliche Sache wäre und es unnötig sei, in diesem Falle von einer Selbsttötung oder sogar einer Tötung auf Verlangen zu sprechen. Damit stünde es jedem frei, eine Versorgung mit Nahrung und Flüssigkeit abzulehnen, wie jede andere lebensrettende medizinische Maßnahme auch.

Für mich und sicher für viele Menschen, die nur auf Grund moderner Hochleistungsmedizin noch am Leben sind, stellt sich die Frage, wie viel Medizin ertragen wir überhaupt noch. Wir befinden uns in ständiger Behandlung, schon alleine wegen der Folgeschäden der Therapie. Ich kann dazu noch anführen, dass ich ohne Medizin nicht alt werden kann. Also wäre jeder Eingriff, den ich nicht machen lasse, ein Behandlungsabbruch und damit völlig legitim. Laut den Rechtsanwälten Putz und Steldinger aus München habe ich als Patient das uneingeschränkte Recht, über mich und mein Leben selbst zu bestimmen. Vor allem, so schreiben sie, auch über das Wann und Wie meines Sterbens. Deshalb darf ich auch Nahrung und Flüssigkeit verweigern (*Putz/Steldinger 2016*). Doch gilt es, noch genauer hinzuschauen, denn zu dieser Fragestellung muss jeder für sich noch festlegen, wie er das Sterben grundsätzlich bewertet. Welchem Sterben folgt ein eher guter oder ein schlechter Tod?

Hierzu möchte ich einen Vergleich anführen, bei dem ich aufpassen muss, dass mein Verstand und mein Gefühl nicht gleich auf die Barrikaden gehen. Ist es ein natürliches und damit ein gutes Sterben, wenn es nach drei

Monaten Intensivstation endet, weil alles nichts gebracht hat? Ehrlich, ich finde ein solches Sterben sehr unnatürlich und für mich grässlich. So will ich nicht sterben, das habe ich klar in meiner Patientenverfügung geregelt. Wenn also das Sterbefasten oder FVNF auf den Prüfstand kommt und man sich rechtfertigen muss, im Zweifelsfalle eines unnatürlichen Todes zu sterben, dann muss aus meiner Sicht auch die heute praktizierte medizinische Übertherapie auf den Prüfstand und genauso hart diskutiert werden. Wenn Ärzte „unverdrossen weiter therapieren", wie es der Palliativmediziner Matthias *Thöns (2016, 21-36)* in einem traurigen Beispiel aufzeigt und dort der Patientenwille offensichtlich aus wirtschaftlichen Interessen missachtet wird, dann frage ich mich, ob die Selbstbestimmung, trotz Verfügungen nicht doch nur eine Farce ist. Meiner Meinung nach ist es so, dass, solange Beatmungsplätze und aufwendige Behandlungen wirtschaftliche Vorteile für medizinische Einrichtungen in unserem Gesundheitssystem bringen, es immer wieder Fälle geben wird, in denen Menschen ein würdevolles Sterben verwehrt wird. Außerdem füge ich an, dass unsere moderne Medizin leider viele grausige, über Jahre andauernde Sterbeverläufe selbst produziert! Wie zum Beispiel für einen Menschen, der natürlich verstorben wäre, aber letztlich durch Reanimation doch gerettet und zum beatmeten Komplettpflegefall wird. Dieser Umstand wird drastisch und sehr ehrlich dargestellt in der Filmdokumentation „Sterben verboten", die im Dezember 2017 in der ARD ausgestrahlt wurde (*Werner 2017*). Ich hatte Mühe, mir diesen Film bis zum Schluss anzusehen. Ich musste aufpassen, dass meine eigenen Bilder aus der Krankenhauszeit nicht wieder in heftigen Flashbacks aus der Kiste des Vergessens hüpften. Ein solcher Mensch kann doch in einer solchen Lage niemals natürlich sterben. Für mich ist eine Intensivstation leider ein Ort des Grauens, auch wenn dort mittels ausgefeilter Technik versucht wird, das Leben zu retten. Als junge Physiotherapeutin habe ich eine zeitlang auf einer neurologischen Intensivstation gearbeitet. Schon damals empfand ich die Atmosphäre auf dieser Station furchterregend, und mein Mitgefühl für die Patienten war sehr groß. Ich weiß noch sehr gut, wie bemüht ich bei meinen Behandlungen war, mit diesen Menschen würdevoll und so sanft wie möglich umzugehen. Damals lautete meine Berufsbezeichnung noch „Krankengymnastin“, die Abkürzung war KG. Wer uns ärgern wollte, sagte: „KG steht für kalt und grausam.“ Ich habe immer versucht, dieser Abkürzung nicht zu entsprechen, obwohl es leider medizinische Indikationen gibt, bei denen auch Physiotherapeuten „grausam sein müssen“. Hier denke ich an die Behandlungen von Verbrennungsopfern oder Kontrakturbehandlungen (*Mehne/Haupter 2002, 14*).

Zurück zur Übertherapie am Lebensende, welche auch für die Angehörigen ein unvorstellbares Leid erzeugt. Ich wünsche keinem unserer Kinder und auch nicht meinem Mann, dass sie mich jemals in einer solchen Situation begleiten müssen. Wenn ich schon sterben muss, dann so, wie ich es mir vorstelle und vor allem in meinem eigenen Bett!

In allen Büchern zum Thema Sterbefasten, die ich gelesen habe, wird außerdem darauf hingewiesen, dass dieser Tod kein leichter sei und diese Form nur für Menschen geeignet sei, die das wirklich wollten und hart seien im Durchhalten. Moderne Medizin zu ertragen ist jedoch in meinen Augen eine viel härtere Belastung, als freiwillig mit dem Essen und Trinken aufzuhören. Auch wenn mir völlig klar ist, dass dieser Tod womöglich kein Spaziergang wird. Aber allein die Vorstellung, dass ich zu Hause bleiben darf und dort in Ruhe gelassen werde, stimmt mich heiter. Dieses Sterben nehme ich gerne in Kauf. Ich wünsche mir sehr, dass es grundsätzlich möglich ist, bei der Entscheidung zum Sterbefasten medizinische Unterstützung leicht und unkompliziert zu erhalten. Bei einer Geburt, einem natürlichen Vorgang, käme schließlich auch niemand mehr auf die Idee, diese Begleitung zu verweigern. Wir leben im 21. Jahrhundert und sind als Gesellschaft in vielen Dingen so weit entwickelt, dass wir Dinge vollbringen, die es nie zuvor gab. Nur Reden können wir offensichtlich nicht so gut, wie medizinische Techniken zu erfinden oder zum Mond zu fliegen. Über das Sterbefasten möchte ich deshalb reden, weil ich finde, es ist eine gute Möglichkeit, selbstbestimmt und freiwillig sein Leben zu vollenden. Deshalb ist Sterbefasten in meinen Augen kein Suizid. Die Menschen sollten die Möglichkeit haben, diese Form des selbstbestimmten Sterbens zu kennen und dabei unterstützt zu werden.

Eine freiwillige Entscheidung

Was ist eine freiwillige Entscheidung? Gibt es überhaupt beim Sterben diese eine freiwillige Entscheidung? Wägt man nicht automatisch immer zwischen zwei oder mehr Möglichkeiten ab, um das Ergebnis dann eine „freiwillige Entscheidung“ zu nennen? Einfach ausgedrückt, bedeutet freiwillig für mich, etwas aus freien Stücken heraus zu tun oder zu lassen. Beim Sterben allerdings kann ich doch niemals zu dem Schluss kommen, es freiwillig sein zu lassen? „Das Sterben sein lassen“ möchten ja die meisten und schieben die Auseinandersetzung mit diesem Thema dann auf die lange Bank, bis sie irgendwann gezwungen werden, sich irgendwie zu positionieren. Entweder in Anbetracht einer schweren Krankheit den Kampf aufzugeben oder zumindest sich seinem Schicksal zu ergeben.

Wann endlich beginnen wir, uns mit unserer Endlichkeit freiwillig zu befassen? Denn das Gegenteil von „freiwillig" ist „unfreiwillig", stärker ausgedrückt „gezwungen werden". Auch wenn ich freiwillig mit dem Essen und Trinken aufhören werde, so bin ich doch gezwungen, diesen letzten Schritt zu wählen, weil alle anderen Optionen für mich nicht mehr in Frage kommen. Und ich habe sie alle durchdacht, mich hindurchvisualisiert und prüfe mich jeden Tag aufs Neue.

Womöglich bin ich auch in einer besonderen Lage. Der Tod war mir schon als Kind selbstverständlich und er ist mir seitdem ein guter Freund. Während meiner Krebserkrankung ist er sogar mein bester Freund geworden, weil er der einzige war, der stets um mich war. In den elend langen Nächten habe ich mit ihm Dialoge geführt. Als ich den Therapiemarathon hinter mir hatte und unsere damals zweijährige Tochter schneller laufen konnte als ich, habe ich ihn stets noch an meiner Seite gespürt. Denn die Ansage lautete: Wenn ich im ersten Jahr ein Rezidiv bekomme, könne man nichts für mich tun. Alle Therapieressourcen wurden in die Ersttherapie investiert.

Unzählige Male musste ich mich entscheiden. Ausruhen oder mit den Kindern Schuhe kaufen? Angst vor dem nächsten Kontroll-CT haben oder mutig sein? Stets habe ich diese Frage in mir gehabt: „Müsste ich morgen sterben, was wollte ich dann unbedingt noch getan haben?" Diese Frage bringt es auch heute noch auf den Punkt, wenn ich Entscheidungen mit mir herumschleppe. Je länger ich auf meiner Zielgeraden unterwegs bin, dem Tod mit wachem

Blick entgegenlaufe, umso schneller kann ich mich entscheiden. Lieber zeige ich heute einem Menschen meine Liebe, als dass ich einkaufen gehe. Einkaufen kann immer warten. Selbst Nahrungsmittel können warten, denn verhungern werde ich so schnell nicht. Ein Fastentag ist immer eine gute Option. Und noch etwas finde ich heute wieder wichtig, um es in den Fokus der Aufmerksamkeit zu holen: Der Tod ist allgegenwärtig. Nicht nur auf der ganzen Welt, sondern auch ganz persönlich. Ich denke mir oft, dass die Wahrscheinlichkeit, plötzlich zu versterben, höher ist, als es nicht zu tun. Denn wie leicht ist ein Leben ausgelöscht? An jeder Ecke kann es einen ereilen. Also müsste doch die Dankbarkeit, noch am Leben zu sein, noch nicht verstorben zu sein, jeden Tag aufs Neue riesengroß sein? Ich freue mich jeden Abend, dass ich noch nicht gestorben bin. Haben Sie diese Freude und Dankbarkeit auch schon mal verspürt?

Besonders deutlich wurde mir dies schon in jungen Jahren. Mir war neben dem unsagbaren Glücksgefühl bei der Geburt unserer drei Kinder völlig klar, dass ich mit ihrem Leben auch ihren Tod geboren hatte. Freiwillig haben wir unsere drei Kinder empfangen und ebenso freiwillig oder unfreiwillig war seither das Wissen in mir, dass diese Kinder uns nicht gehören, dass wir kein Anrecht auf sie und ihr Leben haben. Sie sind nur zu Gast auf diesem Planeten, wie wir alle anderen auch. Wir Eltern sind nur dazu da, sie zu beschützen und zu begleiten, damit sie erwachsene und damit selbständige Menschen werden können. Ich wusste, dass sie jederzeit sterben können. Und ich dem hätte zustimmen können. Ich weiß noch zu genau, wie froh ich bei jedem Kind in den ersten Wochen war, wenn ich ans Bettchen kam und ich es atmen hörte. Die Angst war da, aber der plötzliche Kindstod kam nicht zu uns zu Besuch. Das klingt extrem, ja, so kann man das sagen, aber für mich war es doch auch eine realistische Sorge. Umso größer das Glück, dass sie es bis hierher gut geschafft haben. Hat jemand einmal dieses Glücksgefühl wirklich gespürt? Wie wunderbar es ist, schon so alt geworden zu sein?

In diesem Zusammenhang möchte ich auf das Buch eines jungen Ehepaares aus den USA aufmerksam machen. Dort beschreiben die beiden, wie sie ihrem Erstgeborenen, der eine schwere Hirnschädigung erlitten und ohne Maschinen keine Chance auf Leben hatte, von Anbeginn an die Nahrungsaufnahme erspart haben. Sie entschieden das aufgrund der Tatsache, dass ihr Baby das Thema Nahrungsverarbeitung und die häufig damit verbundenen Schmerzen noch gar nicht kennen konnte. Sie wollten ihrem Kind dieses Leid ersparen und ihm stattdessen, wenn es schon sterben musste, ihre ganze Zeit und die Erfahrung ihrer unendlichen Liebe schenken (*Wesolowska 2014*). Ein Neugeborenes kommt in der Regel mit guten Fettreserven auf die Welt, sodass ein solches Sterben leider länger dauern kann. In diesem Beispiel dauerte „die Belastung ihn zu Tode zu lieben" (*Wesolowska 2014, 153*) ganze 38 Tage. Nach mehr als einem Monat verstarb das Baby schließlich in den Armen seiner Mutter. Als ich das gelesen hatte, war ich tief berührt. Und in meinem Inneren wusste ich, wenn mir dieses Schicksal aufgetischt worden wäre: Ich hätte es genau so gemacht!

Ich möchte damit deutlich machen, dass ich mich seit jeher mit dem Sterben befasst und es als etwas Natürliches und Selbstverständliches verstanden habe. Meine erste Begleitung durfte ich im Alter von 15 Jahren im Rahmen des damals möglichen „Freiwilligen Sonntagshilfsdienstes" erleben. Ohne Übung und Anleitung begleitete ich über mehrere Sonntage in Form von Sitzwachen eine todkranke Frau und durfte deren Todesstunde miterleben. Diese Situation kam mir schon damals als Teenager relativ normal vor. Ich verspürte dabei weder Angst noch Stress. Ich saß neben ihr, sang ihr Lieder vor oder strich ihr über die Stirn, was immer wieder eine Atemberuhigung mit sich brachte. Ich genoss diese fast heilig wirkende Ergriffenheit und Stille. Und ich genoss vor allem das Gefühl, etwas wirklich Sinnvolles tun zu dürfen (*Mehne 2013*).

Mit diesem Beispiel komme ich zurück zur Eingangsfrage der freiwilligen Entscheidung: Die Frage, ob sich die Frau freiwillig für diese Art des Sterbens entschieden hatte, ist mir damals noch nicht in den Sinn gekommen. Es war ihr Tod und er war, wie er war. Heute sehe ich das differenzierter. Wenn die Medizin nicht mehr helfen kann, sind wir es selbst, uns zu helfen. Freiwillig über sein Sterben nachzudenken und eine eigene Position zu finden, halte ich für unabdingbar. Jeder muss selbst für sich entscheiden, welchen Raum er dem Tod in seinem Leben gibt und ob er ab einem gewissen Alter nicht doch zu erwarten ist, auch wenn er dann plötzlich eintritt. Leichter wird es sicher, wenn der Tod bereits seinen angemessenen Raum im Leben haben darf.

Um diesen Abschnitt abzuschließen, will ich mich nun wieder damit beschäftigen, ob mein Entschluss zum Sterbefasten wirklich ein freiwilliger Entschluss ist. Die beiden Autoren Chabot und Walther raten in ihrem Buch in Kapitel 5 zum Thema „rechtliche Fragen“, möglichst lange vor der Verwirklichung des FVNF diese Option schon zum Ausdruck zu bringen, oder noch komplizierter formuliert „zum Ausdruck gebracht zu haben“. Sie verwenden in diesem Zusammenhang den Begriff der „Freiverantwortlichkeit" und gliedern diese in unterschiedliche Aspekte. Im medizinischen Sinne muss der Mensch seinen Wunsch begreifen bzw. nachvollziehen können. Das heißt, der Sterbewillige muss bei voller geistiger Gesundheit sein. Salopp formuliert, er muss noch wach genug in der Birne sein. Das nennt man dann „einsichtsfähig". Juristisch gesprochen bedeutet dies, dass man sich ausreichend und korrekt informiert hat, beziehungsweise informiert wurde, was auch inkludiert, dass es keinerlei Druck von außen gegeben haben darf. Wobei ich diesen Aspekt höchst merkwürdig finde. Wer nimmt denn diesen Weg in Kauf, weil er gezwungen wurde? Die Autoren raten sogar, dass es im Falle einer Beschuldigung durch Dritte sinnvoll sein kann, eventuelle Beweismittel zu sammeln und aufzubewahren (*Chabot/Walther 2017*).

Ich würde es sehr begrüßen, wenn die Frage der freiwilligen Entscheidung nicht nur beim freiwilligen Verzicht auf Nahrung und Flüssigkeit eine so große Bedeutung erhielte, sondern grundsätzlich im medizinischen Alltag als Standard gelten würde. Darunter verstehe ich, neben der Unterschrift und der mündlichen Einwilligung in medizinische Diagnostik oder Therapie, eine andere innere Haltung aller im Gesundheitswesen Tätigen. Es würde sehr helfen, die Hierarchie zu mildern, die Eigenverantwortlichkeit zu stärken und den Bezug zu sich selbst zu erhalten. Ich habe es sehr oft erlebt, dass mein Körper als zu behandelndes Objekt jedem „Weißkittel" zur Verfügung stand. Dieser hatte dann das Recht, das zu machen, was er glaubte, aus medizinischen Gründen tun zu müssen. Eine kleine menschliche, dem Eingriff vorgeschaltete Geste hätte mich sehr gestärkt, gerade dort, wo bei diagnostischen Verfahren meine Mitwirkung von Nöten ist oder war. Das beginnt beim Blutabnehmen, beim Betasten der

Körperregionen und auch bei den ganz unangenehmen Maßnahmen, wie Eindringen in Körperöffnungen, ob mit oder ohne Narkose. Ich möchte bitte gefragt werden: „Darf ich?“, oder: „Gestatten Sie?“ Nicht dass ich all das von Herzen gestattet hätte, aber ich hätte weniger dagegen gehabt und somit wäre der Stress geringer gewesen. Beim Sterben, wenn Menschen nicht mehr sprechen können, sind diese menschlichen Gesten noch wesentlicher. Wie tröstlich, dass auf Palliativstationen und in Hospizen grundsätzlich großer Wert auf menschliche Gesten gelegt wird.

Wie bei allen Themen rund ums Sterben behalten viele Menschen ihre wahren Beweggründe lange für sich. Auch ich habe überlegt, ob es nicht schlauer wäre, wenigstens zum Schluss den Mund zu halten und einfach mein Ding zu machen. Eine Ärztin, die selbst viel Medizin an sich ertragen musste, empfahl mir im Gespräch: „Im schlimmsten Falle fährst du einfach in Urlaub und kommst als Leiche zurück!“ Das klingt makaber und ist es sicher auch. Für all jene, die wirklich „ihr Ding“ alleine durchziehen müssen, ist das tatsächlich eine Option. Mir ist es aber ein Anliegen, diesem Tabu eine öffentliche Plattform zu bieten, so wie ich es auch für die Nahtoderfahrung getan habe. Denn der wesentlichste Aspekt des Sterbens will auch bedacht werden: Die Liebe. Wir reden immer über sie und wir wünschen sie uns so sehr. Aber nirgends zeigt sie sich ehrlicher als beim Auf-die-Welt-Kommen und beim Gehen. Meine Familie und meine mir wichtigsten Freunde sollen die Chance haben, an meiner Entscheidung teilzuhaben, damit meine Entscheidung im besten Falle auch zu ihrer Entscheidung werden kann. Und ich wünsche mir außerdem, dass sie meinen Weg verstehen oder womöglich sogar gut finden können. Das bedeutet mir viel. Selbstverständlich habe ich noch im Vollbesitz all meiner geistigen Kräfte und all meiner Sinne sämtliche notwendigen Vorkehrungen getroffen, damit mir am Ende keiner vorwerfen kann, es wäre nicht meine eigene, von mir ganz allein getroffene Entscheidung. Auf die Einzelheiten, die dieser Schritt des Sterbefastens für mich bedarf, da ich ja im Verhältnis zur heutigen Lebenserwartung relativ jung bin, komme ich später noch zu sprechen.

Palliativversorgung und Sterbefasten

Viele Menschen wissen noch immer nicht, was Palliativversorgung überhaupt ist und, dass jeder Mensch ein verbrieftes Recht hat, diese in Anspruch zu nehmen. Deshalb schildere ich hier kurz die Prinzipien, dieses noch jungen medizinischen Fachgebietes. Grundsätzlich gilt, dass die Palliativversorgung bei schwerer Erkrankung eine weitgehende Linderung der Symptome und eine Verbesserung der Lebensqualität anstrebt. Darüber hinaus widmet sie sich der Behandlung und Begleitung von Patienten mit einer nicht heilbaren, progredienten und weit fortgeschrittenen Erkrankung mit begrenzter Lebenserwartung sowie der Begleitung ihrer Angehörigen. Die Palliativmedizin bejaht das Leben und sieht das Sterben als einen natürlichen Prozess. Sie lehnt aktive Sterbehilfe ab. Mir gefällt der ganzheitliche Ansatz der palliativen Versorgung sehr gut. Was so viel heißt, dass der Patient in seinen vier personalen Dimensionen verstanden und ernst genommen wird, als da wären seine physischen, psychischen, sozialen und spirituellen Aspekte. Dieses Selbstverständnis knüpft an die Gesundheitsdefinition der Ottawa Charta und der Definition von Palliativmedizin der *Weltgesund-*

heitsorganisation (2002) an. Die physische Dimension umfasst danach die somatische Komponente, die psychische Dimension die kognitiven und emotionalen Aspekte, und die soziale Dimension beinhaltet alle zwischenmenschlichen Beziehungen des Menschen. Deshalb ist am Lebensende das Einbeziehen der Angehörigen des Patienten in die palliative Versorgung von besonderer Bedeutung. Dort wird gefragt, wie Personen in ihrer Individualität und in ihrer Gemeinschaft mit den Themenfeldern Sinn, Transzendenz, dem eigenen Selbst, mit der Natur und den Grundwerten des Lebens umgehen. Darüber hinaus wird auch auf die spirituelle Dimension des Menschen Wert gelegt. Existentielle Fragestellungen, wie die nach der Identität, die Bedeutung von Leid und Tod, Schuld und Scham, Versöhnung und Vergebung, Freiheit und Verantwortung, Hoffnung und Verzweiflung, Liebe und Freude haben einen Platz in der Betreuung Schwerkranker. Auch religiöse Aspekte, wie der Glaube und dessen Praktiken werden berücksichtigt.

Hospiz und Palliativversorgung

In London wurde 1967 das St. Christopher's Hospice von der Ärztin Cicely Saunders gegründet. Deutsche Ärzte nahmen Ende der 1960er Jahre dorthin Kontakt auf, was zur Folge hatte, dass 1983 in Köln die erste Palliativstation und 1986 das erste Hospiz in Aachen eröffnet wird. 2004 wurde an etlichen medizinischen Fakultäten in Deutschland Palliativmedizin zum verpflichtenden Lehr- und Prüfungsfach gemacht. Außerdem können sich seitdem Fachärzte mit der Zusatzbezeichnung Palliativmedizin spezialisieren. Seit 2007 wird der Anspruch auf spezialisierte ambulante palliative Versorgung (kurz SAPV) von der gesetzlichen Krankenversicherung bezahlt (genauere Informationen unter www.wegweiser-hospiz-palliativmedizin.de). Zwei Jahre später wurde die Palliativmedizin Pflicht-, Lehr- und Prüfungsfach im Medizinstudium. 2010 wurde die Charta zur Betreuung schwerkranker und sterbender Menschen von der Deutschen Gesellschaft für Palliativmedizin, dem Deutschen Hospiz- und PalliativVerband e.V. und der Bundesärztekammer verabschiedet. Ziel dieser Charta ist es die gesellschaftliche Auseinandersetzung mit den existentiellen Phänomenen Sterben, Tod und Trauer zu fördern und die Ziele der Charta stärker im öffentlichen Bewusstsein zu verankern. Ein Jahr später wurde das nationale Hospiz- und Palliativregister durch die Deutsche Gesellschaft für Palliativmedizin zusammengestellt. 2015 wurde dann per Gesetz der flächendeckende Ausbau der Hospiz- und Palliativversorgung mit gezielten Maßnahmen gefördert. Das bedeutet, seit diesem Jahr hat jeder Mensch das Recht eine palliative Betreuung für sich zu nutzen. Sie kann zuhause oder in einem Pflegeheim durchgeführt werden. In jeder größeren Stadt gibt es mittlerweile mindestens eine Palliativstation, ein Hospiz und mehrere ambulante Hospizgruppen (zu finden über www.wegweiser-hospiz-palliativmedizin.de).

Das Interesses am Thema Sterbefasten wird in der Öffentlichkeit größer. Viele Veranstaltungen sind gut besucht und oft ausgebucht. In den jeweiligen palliativen Teams, in Pflegeeinrichtungen und Hospizen, unter Ärzten, Pflegekräften und Patienten hat sich eine emotionale und teilweise auch ideologisch aufgeheizte Diskussion zum Thema entwickelt. Diese wird teilweise auf Kosten der Sterbewünsche und der Selbstbestimmung der Kranken ausgetragen. Um dem Selbstverständnis der Palliativversorgung hinsichtlich des Sterbefastens gerecht zu werden, hat sich der Vorstand der Deutschen Gesellschaft für Palliativmedizin im Jahr 2018 zu einer zweitägigen Klausurtagung getroffen. Dort hat man begonnen, sich mit der Relevanz und den Konsequenzen des Sterbefastens aus medizinischer und ethischer Sicht auseinanderzusetzen. Es folgten über ein halbes Jahr lang verschiedene Stellungnahmen einer 25-köpfigen Expertenkommission aus verschiedenen Sektionen und Arbeitsgruppen, bei der ich mitgewirkt habe. Das Ergebnis wurde als Leitlinie zusammengefasst (DGP 2019) und in gekürzter Form auch im Deutschen Ärzteblatt veröffentlicht (Radbruch et al. 2019). Die Leitlinie will eine Versachlichung der wissenschaftlichen und politischen Diskussion bewirken und soll betroffenen Menschen und ihren Angehörigen, als auch allen in der Medizin und Palliativversorgung Tätigen Orientierung geben. Außerdem, und das finde ich sehr wichtig und gut, möchte die Deutsche Gesellschaft für Palliativmedizin als wissenschaftliche Fachgesellschaft dazu beitragen, eine gesellschaftliche Übereinstimmung zum Thema „Freiwilliger Verzicht auf Nahrung und Flüssigkeit“ zu erzielen.

Grundsätzlich sollte ein schwerkranker Mensch, der durch den Verzicht auf Essen und Trinken seinen Tod herbeiführen möchte, nicht gegen seinen Willen ernährt werden. Der freie Wille des Betroffenen und sein Wunsch zum Sterbefasten ist unbedingt zu achten. Unerträgliches anhaltendes Leid (leibliches, psychisches und existentielles Leid) ist das Kriterium schlechthin, wobei sich die Definition dabei auf eine subjektive und holistische (ganzheitliche) Perspektive für die Unerträglichkeit des Leidens bezieht. Das bedeutet: Es reicht aus, wenn der Patient sagt, dass sein Leid unerträglich ist. Weniger Bedeutung wird in diesem Zusammenhang der objektiven und messbaren Perspektive der Behandelnden, Angehörigen oder jedem außenstehendem Beobachter beigemessen, da diese nur vage von außen nachvollziehen können, wie unerträglich das Leiden ist. Dazu soll der eigene Entschluss, solange man entscheidungsfähig ist, zukünftig von jedem Behandlungsteam akzeptiert und respektiert werden. Ein solches Behandlungsteam kann ein multiprofessionelles Team einer Palliativstation oder ein Pflegeteam einer stationären Einrichtung sein, welches mit einem Hausarzt zusammenarbeitet. Oder ein Hausarzt der mit einem Pflegedienst, dem ambulanten Palliativteam oder dem Hospizdienst in der häuslichen Betreuung agiert. Das jeweilige Team sollte die Entscheidung des Sterbewilligen prüfen und genau besprechen, ob eine Behandlung oder Begleitung angeboten werden soll und wie der Verlauf gestaltet werden kann. Auch hier sollen Angehörige einbezogen werden.

Leider, und das finde ich persönlich verwirrend, will die Deutsche Gesellschaft für Palliativmedizin mit diesem Positionspapier einen neuen Begriff einführen. Sie spricht vom freiwilligen Verzicht auf Essen und Trinken, kurz FVET. Nach ihrem Dafürhalten soll sich dieser Begriff vom schon verwendeten Begriff, dem freiwilligen Verzicht auf Nahrung und Flüssigkeit, kurz FVNF, deshalb unterscheiden, weil die Zufuhr von Nahrung und Flüssigkeit eine Behandlungsform (Infusion oder künstliche Ernährung, PEG-Sonde) ist. Außerdem zählt der Genuss beim Essen und Trinken, der wiederum bei fortschreitenden Erkrankungen verschwindet.

Freiwilliger Verzicht auf Essen und Trinken ist eine eigene Handlungskategorie, ein „sui generis“, also weder ein Behandlungsabbruch noch ein Suizid. Deshalb kann nach der Einschätzung der Expertengruppe im Totenschein auch der natürliche Tod eingetragen werden. Der FVET hat viele Merkmale, die ihn von einem Suizid unterscheiden. Das Leben endet nicht durch einen äußeren Eingriff, auch werden keine tödlichen Substanzen eingenommen. Dieses Sterben ähnelt vielmehr dem natürlichen Sterbeprozess und zieht sich über einen gewissen Zeitraum hin. Außerdem besteht in der ersten Zeit sogar noch die Möglichkeit zur Umkehr.

Es wird empfohlen, dass Informationen und Beratung zum freiwilligen Verzicht auf Essen und Trinken vom Arzt und den Behandlungsteams erfolgen sollen, wenn sie gewünscht werden. Sowohl für den Sterbewilligen als auch für seine Angehörigen. Denn FVET kann für die Zugehörigen, so nennt die Deutsche Gesellschaft für Palliativmedizin die Angehörigen, sehr belastend sein. Mich persönlich stört dieser Hinweis, weil diese Aussage für mich impliziert, dass alle anderen Sterbeformen viel leichter und einfacher verlaufen würden. In der Regel ist jedes Sterben für die Zugehörigen mehr oder weniger belastend. Die Zugehörigen sollen deshalb über den kontinuierlichen Verlauf dieses Sterbens informiert werden, wie bei jedem anderen Sterben auch. Es wird erwähnt, dass die Begleitung beim FVET auch für das Behandlungsteam belastend sein kann und keiner gegen seine Überzeugung gezwungen werden kann, eine Begleitung zu übernehmen. Für mich ist das selbstverständlich. Es kommt in einigen Sterbeverläufen zu Situationen, die nicht jeder Begleiter aushalten kann und in denen es richtig ist, dass man sich ablösen lässt. In dem 2019 veröffentlichen Positionspapier der DGP findet sich eine ausführliche Beschreibung über die Durchführung des Freiwilligen Verzichtes aus Essen und Trinken.

Persönliche Überlegungen

Warum?

Warum werden wir aus Erfahrungen nicht klug oder klug genug? Warum schieben wir alles, was uns Angst macht, auf die lange Bank? Warum handeln wir oft nicht rechtzeitig, obwohl wir wissen, dass es richtig ist? Warum tun wir das Schwere nicht da, wo es leicht ist? Warum kümmern wir uns um alles Mögliche, nur nicht um unser Sterben? Warum sind wir nie zufrieden mit dem, was wir gerade haben? Warum werden noch Krebstherapien angeboten, obwohl klar ist, dass sie keine Wirkung haben? Warum geben wir Sterbenden und Dementen noch Flüssigkeit, obwohl genug Studien (z. B. *Ganzini 2006*) belegen, dass dies kontraindiziert ist? Warum verwechseln wir noch immer die Sterbensverlängerung mit der Lebensverlängerung? Warum darf ein Mensch nicht einfach sterben, wenn er es doch will?

Ein Neurologe, den ich auf meiner Ärzteodyssee aufsuchte, um endlich zu verstehen, warum ich nach meiner Krebstherapie so anders ticke und so viele körperliche Dinge bei mir anders funktionieren als bei scheinbar allen anderen Krebspatienten, sagte zu mir: „Stellen Sie keine Warum-Fragen mehr!“ Ich muss ihn ziemlich betümpelt angesehen haben, denn er schob sofort hinterher: „Weil wir darauf selten eine Antwort finden!“ Ein kluger Mensch, dachte ich und ein noch klügerer Arzt, weil er mir dann erklärte, warum ich so anders geworden war. Seine Erklärung half mir, diesen Umstand nun endlich als das anzunehmen, was er war. Das finde ich im Übrigen die schwerste Übung überhaupt. Die Dinge so stehen zu lassen, wie sie sind. Punkt! Ich werde kein Kraftpaket mehr, und diese chronische Müdigkeit ist jetzt ein Teil meines Lebens. Morgens um elf Uhr fühle ich mich oft schon so müde, als hätte ich den ganzen Tag hinter mir. Trotz Mittagsschlaf muss ich mich an vielen Tagen ständig ermutigen, bis abends durchzuhalten. Der Neurologe meinte, ich solle es doch mal so sehen: Es hat eben alles auch einen Preis. So gewöhnte ich mir an, das Gute im Schlechten sehen zu lernen und gelangte dabei an den Punkt, für mich den tieferen Sinn zu entdecken. Zu wahren Höhenflügen bin ich seither fähig, wenn es gelingt, mein absolutes Zeitfenster für Energie auszuschöpfen und etwas zu schaffen, was nur dadurch möglich geworden ist, weil die Begrenzung zählt. So sehe ich auch das Leben in seiner Begrenztheit und finde, es wird erst dadurch wirklich lebenswert. Denn ich weiß, es gilt, keine Zeit zu verplempern. Und die, die ich habe, in voller Gänze zu erleben und vor allem zu lieben.

Umso erfreuter war ich, als ich während eines solchen Zeitfensters auf den Artikel „Einlassen, Zulassen, Loslassen: Über ein konstruktives Leidensverständnis“, stieß (*Schnell 2018*). Ich lernte auf diese Weise die Psychologie-Professorin Tatjana Schnell mit ihrem Schwerpunkt der Persönlichkeitspsychologie, der differentiellen Psychologie sowie der empirischen Sinnforschung kennen. Auf Ihrer Website entdeckte ich zu meinem großen Erstaunen einen Fragenkatalog, der die „Warum-Fragen“ als wesentlich für eine Vertiefung des eigenen Lebenssinns erklärt. Schnell rät zur „Leitertechnik“. Jeder, der seinem Leben wirklich auf den Grund gehen will, sollte immer, wenn eine „Warum-Frage“ auftaucht, diese so häufig stellen, bis sich eine grundlegende Bedeutung zeigt, die zur eigenen Überzeugung passt (*Schnell 2019*). Ihr Tipp ist, einen nahestehenden Menschen zu bitten, die Fragen mit dem „Warum?“ immer wieder zu stellen, auch wenn es aufwühlend und schmerzhaft ist. Die Antwort solle man notieren. So gelangt man tiefer in das eigene Lebenskonzept und vor allem wird man überrascht, wenn man die Fragen nach einem Jahr erneut auspackt und die Unterschiede deutlich werden. Zeigen sich Ängste, so können sich diese Türen zu einem echteren Leben öffnen, weil uns die Angst auf uns selbst zurückwirft. Stellen wir uns dieser Angst, kommen wir in die Lage, unsere eigene Existenz bewusst in die Hand zu nehmen (*Schnell 2019*).

Um die eigene Existenz bewusst in die Hand zu nehmen, wozu mein Buch eine Hilfe sein soll, hole ich aus zur nächsten Überlegung, die mir seit vielen Jahren durch den Kopf geht: Warum quälen sich viele Menschen in ihrem Leben? Einige Qualen davon sind schicksalsbedingt auferlegt, und jeder muss sehen, wie er mit den jeweiligen Hürden und Handikaps umzugehen in der Lage und bereit ist. Viele Dinge, in meinen Augen Qualen, sind aber freiwillig gewählt. So zum Beispiel, wenn Menschen exzessiv über Wochen Pilgerwege abarbeiten oder sich sogar für einen Marathon, womöglich noch in Hawaii qualifizieren. Eigentlich ist jeder Spitzensportler ein Mensch, der seinen Erfolg nur einfahren kann, wenn er hart an sich arbeitet, wenn er bereit ist, bestimmte Nahrungsmittel zu sich zu nehmen, und wenn er sich nur auf sein Ziel konzentriert. Bei all diesen Tätigkeiten durchlaufen diese Zeitgenossen Phasen, in denen sie nicht besonders gut riechen und, wer ehrlich ist, auch nicht gerade hübsch aussehen. Der Sport, insbesondere Fußball und Pilgerwege haben seit einigen Jahren in unserer Gesellschaft ein hohes Ansehen. Der Slogan „Du musst kämpfen!" wird sogar immer wieder auch für Krebspatienten als Schlachtruf ausgerufen und ein Verein in meiner Stadt, gegründet von einem jungen Krebspatienten, der mittlerweile verstorben ist, trägt diesen Namen.

Nun frage ich mich, warum so viele Menschen solche Angst vor dem Sterben haben und jeden Wahnsinn, der medizinisch möglich ist, über sich ergehen lassen? Bei genauerer Betrachtung ist aber doch der Sterbeprozess nichts anderes als der beste Pilgerweg, der tollste Marathon oder das genialste Endspiel, nur dass das Ziel für viele nicht erstrebenswert scheint. Mein Ziel ist ein Sterben in Würde und wie es Erich Fromm formuliert hat:

> *„Die Geburt ist nicht ein augenblickliches Ereignis, sondern ein dauernder Vorgang. Das Ziel des Lebens ist es, ganz geboren zu werden und seine Tragödie, dass die meisten von uns sterben, bevor sie ganz geboren sind. Zu leben bedeutet, jede Minute geboren zu werden. Der Tod tritt ein, wenn die Geburt aufgehört hat" (Fromm 1972, 313).*

Ich will ganz geboren werden, meine Lebensaufgabe gefunden und im besten Falle auch gelebt haben. Ich möchte den Menschen den Tod als Freund nahebringen und ihm den Schrecken nehmen. Sprechen wir also beim

Sterben davon, unsere Geburt zu vollenden, dann ist das vergleichbar mit dem Pilgern oder Fußballspielen und damit, etwas auszuleben, was uns hilft, das eigene Leben letztlich zu vollenden. Beim Sterben durchlaufe ich in der Regel Phasen, in denen ich so tapfer sein muss, wie ein Fußballer beim Tritt in den Oberschenkel. Ich vertrage bestimmte Nahrungsmittel gar nicht mehr oder sie schmecken so scheußlich, wie jede Diät, um das Kampfgewicht zu erzielen. Ich rieche leider auch nicht immer gut, genauso wie der Pilger, der in seiner Herberge aufschlägt. Und die Frisur ist eh im Eimer, genauso wie bei jedem Sportler, der verschwitzt, aber glücklich unter die Dusche steigt.

Es ist der Flow. Es sind die Glücksgefühle. Sie setzen ein, das ist bekannt, wenn ich faste oder über die Zielgerade laufe und die Bestzeit erreiche. Der Flow-Zustand wird bei völliger Ich-Zentriertheit und positiv handelnder Selbstvergessenheit erreicht. Oft benötigt man wenig Schlaf (*Schopper 2018*). Sie setzen auch beim Sterben ein, angeblich lindern die Endorphine Schmerzen und helfen uns, ähnlich wie beim Flow-Effekt andere Bewusstseinsstufen zu erklimmen. Diese werden uns aber erst eröffnet, wenn wir so weit sind und sie gebraucht werden. Wenn wir das Alltagsbewusstsein nicht mehr so nötig haben, sondern nur dieses Leben von einem Moment zum nächsten, von einem Atemzug zum nächsten, ganz im Hier und Jetzt. Ganz bezogen auf uns selbst. Warum stören wir die Menschen gerade in diesem wertvollen Prozess durch zu viel an Medizin und bisweilen auch durch ein Zuviel an Zuwendung? Warum halten wir es einfach nicht aus, den natürlichen Verlauf zuzulassen? Warum halten wir es nicht aus, dass nicht jedes Leben lange dauern kann und trotzdem eine Lebensaufgabe erfüllt wird?

Das Ehepaar zur Nieden lernte ich im Februar 2018 auf einer Veranstaltung in Frankfurt kennen, die bis auf den letzten Platz ausgebucht war. Beide berichteten über das Sterbefasten. Er aus der Perspektive des Arztes, der in seiner Hausarztpraxis über Jahre viele Menschen beim Sterben begleitete. Sie als ehrenamtliche Sterbe- und Trauerbegleiterin und Heilpraktikerin für Psychotherapie, die über das Sterbefasten ihrer 88-jährigen Mutter berichtete. Sie verstarb leicht und friedlich. In ihrem Buch „Sterbefasten" lerne ich die beiden noch intensiver kennen und erfahre mehr über die Geschichte dieser Form des Sterbens (*zur Nieden 2016*). Aus unterschiedlichen Quellen bestätigt mir dieses Buch, dass der freiwillige Verzicht auf Nahrung und Flüssigkeit kein neuzeitliches Modekonzept ist, sondern so alt wie wir Menschen selbst. In früheren Zeiten soll diese Form des selbstbestimmten Sterbens, von den Prärieindianern berichtet, praktiziert worden sein. Solange sie bei klarem Verstand waren, verabschiedeten sie sich von ihrem Stamm. Dieser zog weiter, um neue Weideflächen zu finden. Die Alten blieben alleine zurück. Es soll sogar als das „Sterben der Weisen" im Buddhismus bekannt sein, wie Martin *Delhey (2005)* von der Universität Göttingen zeigt. „In Indien war und ist diese Art sein Leben zu beenden, z. T. noch heute ein mit religiösen Vorstellungen und Vorschriften verknüpfter Brauch, dessen Bezeichnung im Sanskrit von deutschen Religionswissenschaftlern mit dem Ausdruck ‚Sterbefasten' übersetzt wird" (*Walther 2015, 18*). Gehe ich davon aus, dass wir Menschen heute, wie ich immer wieder lese, noch Teile der ganzen Menschheitsgeschichte in uns tragen, so bräuchten wir diese doch nur zu reaktivieren. Wir müssten nichts Neues lernen. Warum ist das dann so schwer?

Oder anders gefragt: Warum machen wir uns das Sterben nicht einfacher, wenn wir so viele Vorbilder haben?

August 2017

Gestern in der Stadt, Luisenplatz, ein Knotenpunkt für alle Straßenbahnen und Busse in unserer Stadt. Ich muss auf meine Straßenbahn warten. Erschöpft mit dem Einkauf in meinem grünen Rentnerporsche hocke ich auf der Holzbank, inmitten des Gewimmels und lasse den Blick schweifen. Überall sehe ich heute behinderte Menschen. Rollstuhlfahrer, einen Halbseitengelähmten, der wie ein Gesamtkunstwerk seinen schleppenden Fuß über den Boden zieht. Die Hand kringelt sich spastisch nach oben, der Mund hängt, die Gehhilfe droht jeden Moment zu kippen. Er wirkt sehr angespannt, aber er lebt. Ich werde traurig und kritisch mit mir. „Was willst du eigentlich?", sagt mein innerer Antreiber, „Du kannst noch immer gerade stehen und einen Fuß vor den anderen setzen und trotzdem willst du dein Leben beenden, geht's noch?" Er hat ja recht, aber das Gehen alleine ist es ja nicht, was uns lebendig hält und mit Lebenskraft ausstattet. Es sind diese vielen tausend Prozesse in meinem Inneren, die einfach nicht mehr rund laufen. Überall zu wenig von wichtigen Botenstoffen oder zu viel von gewuchertem Narbengewebe, dort, wo sich einst die Tumore tummelten. Und ein Darm ist ein bewegliches System und jedes gekaute Stück Nahrung muss transportiert werden. Jede Bewegung dabei schmerzt. Mein Darm läuft an Krücken, das sieht nur keiner, weil ich all die Jahre gelächelt und mich selten beklagt habe. Aber Gewebe wird auch alt, nicht nur Muskeln und Herzklappen. Einen Schlaganfall brauche ich dafür nicht, um das zu begreifen, aber ich bewundere all jene, die mit einer solchen Ausstattung einfach weiterleben. Ob diese Menschen auch darüber nachdenken, dass es reichen könnte? Sicher, sie spielen womöglich alle Formen des Suizides durch und kriegen dann doch Angst davor. Einfach aufhören zu essen und zu trinken ist doch so viel besser, als alles, was die Menschheit bisher gewagt hat, um sich vor körperlicher und seelischer Qual zu befreien, wenn die Zeit reif ist."

Schulmedizin? Nein danke

Ein mögliches Missverständnis gilt es als Erstes aus dem Weg zu räumen: Ich habe nichts gegen Schulmedizin. Im Gegenteil. Ich bewundere die Möglichkeiten und bin voller Dankbarkeit, davon selbst eine so große Portion erhalten zu haben. Damals, 1995 und 1996, zählte ich zu den „Versuchskaninchen". Ich war die Nummer 134 in der Reihenfolge der Knochenmarktransplantationen der Uniklinik Mainz. Es gab weder Literatur noch ausreichend Studien, um eine fundierte Entscheidung für diesen Schritt gut informiert treffen zu können. Fünf Zyklen Chemotherapie hatten die Massen an Lymphomen in Bauch, Brust und den Organen soweit vernichtet, dass der Krebs nicht mehr nachweisbar war. Die Hochdosischemotherapie und die Transplantation sollte als Abschluss der Therapie dazu dienen, meine Heilungschancen auf 80% zu erhöhen. Mit dem Preis, erneut an die Schwelle des Todes geführt zu werden, und dem Wissen, dass ich in der Zwischenzeit versterben könnte, bis das neue Knochenmark funktionstüchtig geworden war. Vertrauen und Tapferkeit waren meine Strategie. Zu alledem hatte ich verdammt großes Glück, dass ich diese Strapaze überlebt habe. Trotz dieses Glückes macht die Chemotherapie sehr viel kaputt. Für mich war die moderne Hochleistungsmedizin wie ein Fleischwolf, durch den ich gedreht worden war. Ich bestand nur noch aus Einzelteilen und musste mich neu zusammensetzen. Dieses Sich-zurück-ins-Leben-Kämpfen fordert nach überstandener Therapie alle Kraft, allen Mut und eine enorme Ausdauer. Damit bin ich nicht die Einzige. Ich kenne genug Transplantierte und vor allem Komapatienten, die es auch so beschreiben. Außerdem gehört das Jammern in diesem Genesungsprozess nicht zu den dafür erforderlichen Kernkompetenzen. Jammern schwächt! Und das können sich Schwerstkranke nur bedingt leisten. Ich weiß noch zu gut, dass ich auf die Frage, wie es mir gehe, mit einem „Ich lebe!" antwortete. Nur das zählte. Denn zu sagen „Es geht mir gut" wäre an vielen Tagen schlicht gelogen gewesen.

Für jedes Leben gibt es für mich ein Maß an Tapferkeit, das einem gegeben ist. Sicher lässt sich dieses Maß an Tapferkeit unter gewissen Umständen updaten, um es modern auszudrücken. Dieses Update ist aber eine wackelige Angelegenheit, wenn das Fundament bröcklig geworden ist. Ich kenne wirklich viele Menschen, die durch diese moderne Medizin nicht nur heilend behandelt, sondern auch traumatisiert wurden. Ich auch! Natürlich war die Medizin in früheren Zeiten noch grausamer. Ich denke da an meinen Vater, der im Krieg eine Amputation ertragen musste, oder seien es nur seine Erzählungen von angsteinflößenden Zahnarztbesuchen, als er ein Kind war. Medizin ist aber – Verzeihung – immer noch brutal, auch wenn sie immer mehr Leben rettet. Das ist ein Grund, warum ich nie Medizin studieren wollte. Ich wollte mit meinen Händen heilen, ohne Blut. Deshalb wurde ich Physiotherapeutin. Das war mein Traumberuf. Heute gibt es bedeutend schonendere Möglichkeiten medizinischen Eingreifens, und trotzdem können die Techniken der Hochleistungsmedizin genauso grausam sein wie eh und je, auch wenn man in ein künstliches Koma versetzt wird. Die Erzählungen derer, die das überlebt haben, zeigen, dass die Menschen trotz angeblich stillgelegtem Bewusstsein genug miterleben, was sie hinterher mühevoll sortieren müssen (*Anbeh 2006*).

Obwohl ich viele Stunden Traumatherapie hatte und dadurch einiges transformieren konnte, bleiben doch bestimmte Schlüsselreize lebenslang aktiv. In Extremsituationen werden diese wieder geweckt. Mit zunehmendem Alter bemerke ich bei mir, dass ich immer weniger physische wie psychische Kraft habe, mich gegen die Schwere der Traumasymptome zu wappnen. Bei mir reicht allein schon der Geruch – Klinikgeruch! Und schwupp werde ich zum Kaninchen, das vor der Schlange erstarrt.

Als mir im Sommer 2017 dämmerte, dass sich meine Zeit auf diesem Planeten zu Ende neigt, wusste ich auf einmal ganz klar, dass mein Maß an Tapferkeit zu 90% aufgebraucht war und meine Heldenrolle ausgedient hatte. Denn ich beobachtete an mir, dass ich durch das Älterwerden eine neue Form der Empfindsamkeit entwickelte. Medizinisch notwendiges Berührtwerden, um es mal freundlich auszudrücken, kann ich seither nicht mehr ertragen. Beim Kardiologen, wo eigentlich nur ein Ultraschall durchgeführt werden sollte, um zu prüfen, was meine undichten Herzklappen machen, überfiel mich eine solch unbändige Unruhe, dass ich einfach geflüchtet bin. Das war mir sehr peinlich, und ich war selbst über mich erschrocken. Aber es gibt in einer traumatischen Situation, auch wenn sie „nur" erinnert wird, eben lediglich diese drei „Rettungsmöglichkeiten": entweder erstarren, fliehen oder kämpfen. Ich bin geflohen, was sicher noch die gesündere Reaktion darauf war. Ein eigenes Thema ist die Fähigkeit, diesen traumatischen Stress vernünftig abzupuffern. Meine extrem hohe Sensitivität ist schwer mit dieser höchst unsensitiven Apparate-Medizinwelt kompatibel. Die beste Medizin für den „Morbus Mehne" ist Stille, Reizarmut und keine körperliche Belastung. Sitzen und wahlweise denken oder auch nicht. Das ist der beste Zustand, den ich kenne. Den werde ich mit Sicherheit auch bis zum Schluss leben.

Diese übrigen 10% an Tapferkeit reichen also für mich niemals aus, um alt zu werden, denn alt werden bedeutet lange leben. Bei allen Altgewordenen in meinem Umfeld konnte ich sehen, dass zum Altwerden eine enorm große Tapferkeit nötig ist. Mir wurde auch klar, dass ich irgendwann, wenn ich dann alt sein würde, nicht mehr so schnell würde fliehen können, sondern erstarrt die Dinge über mich ergehen lassen müsste. Oder ich würde zu einer rebellischen alten Dame werden, die man womöglich aus Unkenntnis ihrer Verfassung fixieren würde. Welche Qual! Von Peter A. Levine gibt es bahnbrechende Forschungen über Stress und Traumata. Er hat Tiere genau beobachtet und beschreibt eindrucksvoll, wie sie den Stress der Erstarrung, die „Schreckstarre" durch starkes Muskelzittern abschütteln (*Levine 2011*). Auch Menschen versuchen dies durch Zittern oder wildes Umsichschlagen, vor allem, wenn sie zuvor über längere Zeit immobilisiert wurden. Da wir Menschen nicht in der freien Wildbahn leben, sondern diese Symptome meist im klinischen Umfeld auftreten, zum Beispiel nach einer Operation oder im Koma, werden wir oft aus Unkenntnis oder Personalmangel an dieser natürlichen Reaktion gehindert. Wir werden erneut ruhig gestellt. All das habe ich mehrmals am eigenen Leib erlebt. So entsteht ein Teufelskreis, der sich möglicherweise sogar beim Sterben noch als heftige Unruhe entladen wird, was ich bei mir sicherheitshalber schon mal einkalkuliere.

So entstand ein großes „NEIN" in mir. Nein! Ohne Medizin kann ich nicht alt werden. Aber all das, was hier zum Altwerden noch auf mich wartet, will ich nicht mehr erdulden müssen. Mein Maß ist voll! Ich muss einen anderen Weg für mich finden. An der Stelle muss ich noch einen besonderen Sachverhalt erwähnen, ohne den es schwer ist, meinen radikalen Entschluss zu verstehen. Bevor ich mich 1995 für die erste Chemotherapie entscheiden musste, wusste ich, dass ich das Schlimmste vom Sterben schon hinter mir hatte. Für viele immer wieder überraschend, doch für mich völlig normal, war damals das Gefühl, keine Angst vor meinem eigenen Tod gehabt zu haben.

> *„Ich hatte keine Angst vor diesem Tod, im Gegenteil. [...] Die Therapie und deren Folgen auszuhalten, erschien mir weit schrecklicher, als jetzt bald zu sterben. Dann hätte ich diesen Teil meines Lebens auch geschafft. Jeder steht irgendwann vor dieser Frage, egal ob er wie ich achtunddreißig Jahre alt ist, fünfzehn oder siebenundachtzig" (Mehne 2016, 33).*

Die Entscheidung für die Therapie und für das Leben habe ich aus Liebe getroffen, mit Hilfe meines Verstandes, für meinen Mann und unsere drei Kinder. Das Ziel, sie zu beschützen und zu begleiten, bis sie erwachsene Menschen sind, haben wir nun alle gemeinsam erreicht. Eine Entscheidung für ein langes Leben würde ein zweites Mal diesen Überlebenskampf für mich bedeuten. Aber das kann ich mit diesen 10% Tapferkeit nicht mehr schaffen. So habe ich meinen Mann und unsere Kinder gebeten, mich freizugeben, um in dieser Lage jetzt nur an mich denken zu dürfen. „Schulmedizin? Nein danke“, bedeutet also jetzt für mich, dass ich mir sehr viel ersparen werde. Allein beim Gedanken daran bin ich mit echter Freude erfüllt. Ich gewinne Lebenszeit und Lebenskraft. Und obendrein verursache ich keine weiteren für mich sinnlosen Kosten für Vorsorgeuntersuchungen. Glücklicherweise keine weiteren MRTs, CTs, PET-Scans und Röntgenuntersuchungen. Keine Fehldiagnosen mehr, keine verlorenen Lebenszeitstunden in überfüllten Wartezimmern, keine unnötigen Aufregungen und schlaflosen Nächte. Ich möchte niemals mehr einen Schlauch schlucken müssen oder in den Darm einführen lassen. Ich erspare mir die Grauer-Star-Operation, die Herzklappenerneuerung, die Gallenblasenoperation. Irgendwann drohen mir womöglich eine Darmoperation, weitere Venenoperationen. All die anderen Eingriffe möchte ich gar nicht aufzählen, weil sie schon so unangenehm klingen, wie sie sind.

August 2017

Meinen Termin zur Mammographie habe ich abgesagt, wie ich auch weitere Früherkennungsuntersuchungen nicht mehr machen werde. Zur onkologischen Nachsorge in die Universitätsklinik Mainz gehe ich schon ein paar Jahre nicht mehr, auch das ist Verkürzung von Lebenszeit. Dieser Krebs von damals, *so sagen alle, den kriege ich nicht mehr. Wenn dann einen anderen, weil das Risiko dafür nach Knochenmarktransplantation höher ist. Wie hoch wollte ich nie wissen, ich dachte, wenn es sein soll, dann wird es sein und wir sehen es dann. Ich muss mich ja nicht unnötig verrückt machen. 2016, als ich mein zwanzigjähriges Überlebensjahr feierte, schrieb ich dem Chefarzt der Hämatologie einen Brief und teilte ihm für seine Statistik mit, dass ich noch immer am Leben sei und dankbar bin. Wünschen würde ich mir, dass die Forschung bald noch ein Mittel gegen die chronische Müdigkeit oder wie es heißt das „chronische Fatiguesyndrom" findet. Ich bekam sogar einen Antwortbrief, darüber habe ich mich sehr gefreut. Zu leben und immer am Limit zu sein und es der Familie und den Freunden nicht ständig zu zeigen, ist sehr anstrengend. Mein innerer Antreiber, meine gut antrainierte Disziplin war meine Wunderwaffe, mit der konnte ich viel schaffen, über mich hinauswachsen und heimlich, nach den Auftritten in der Öffentlichkeit, dann völlig fertig ausruhen. Jetzt will mein innerer Antreiber in Rente gehen, er hat mir gekündigt und mitgeteilt, er habe keine Lust mehr, er will jetzt endlich mal machen, was er will. Und ich will es auch. Einmal leben ohne Laborwerte und Anstrengung, ohne Diät und Medikamente, ohne Verpflichtungen und Strahlkraft für andere.*

Mit diesem „Verzicht" auf weitere medizinische Maßnahmen spare ich außerdem meiner Krankenkasse und der Gesellschaft viel Geld. Damit komme ich zurück zur Frage nach dem Minimalismus in der Medizin, die ich in meinem Prolog schon formuliert habe. Obwohl unser Medizinsystem so unglaublich viele Möglichkeiten zur Verfügung hat, finde ich, dass wir nicht alle nutzen müssen. Es ist wie beim Zucker, je mehr man davon isst, umso mehr will der Körper haben. Warum, frage ich erneut, sind wir nie zufrieden? Diese Gier nach mehr Leben, nach immer „weiter leben" und immer „toller leben" schafft ja nicht nur ein Medizinsystem mitsamt der Ärzteschaft. Das kommt auch von den Patienten. Wer viel jammert und wegen jedes Zipperleins zum Arzt geht, der bekommt auch viele verlockende Möglichkeiten angeboten. Denn Angebot und Nachfrage regeln auch hier die Erhaltung des in meinen Augen „erkrankten" Medizinsystems. Heute müssen Zahlen vorliegen, damit sich ein teures Gerät amortisiert. Und solange die Kasse zahlt – und gerade als Privatpatientin muss ich hier besonders aufpassen – werden natürlich auch Untersuchungen gemacht. Wer das alles aushalten und über sich ergehen lassen möchte, bitte sehr! Er wird dann auf eigenen Wunsch durch die Medizinmühle gedreht, ob es sinnvoll ist oder nicht. Ich weiß, wovon ich spreche. 2014 habe ich mich erneut auf eine Woche stationäre Diagnostik eingelassen, weil es mir so schlecht ging und weil ich Hoffnung und Vertrauen in einen Facharzt gesetzt hatte. Jeden Tag kam eine neue Untersuchung dazu. Ja, wenn ich nun schon mal hier wäre, dann sollte ich doch dies und das gleich zur Sicherheit noch mit untersuchen lassen. Natürlich habe ich allen Untersuchungen zugestimmt, aus Sorge und weil ich nicht nochmal den Aufwand wollte. Ich wollte keine weitere Woche meiner kostbaren Lebenszeit im Krankenhaus verbringen müssen. Am Ende der Woche ging es mir so schlecht, dass ich eine Windel tragen musste. Mein Reizdarm war so gereizt, dass ich mir ständig in die Hose machte. Dazu standen neue Diagnosen im Raum, die beängstigend waren. Für die Zweitmeinung musste ich abermals einen Schlauch schlucken, aber immerhin konnte ich doch den Operationstermin erst mal absagen. Seitdem möchte ich keine weitere Diagnostik. Schluss damit! An irgendetwas muss jeder Mensch irgendwann sterben. Das ist nun mal das Gesetz unseres Lebens. Wenn dem so ist, dann soll es so sein. Ich will derzeit gar nicht wissen, was alles in mir nicht medizinisch normgerecht funktioniert. Ich halte meine Situation aus und nehme sie an. Wenn meine Tapferkeit weiter schrumpft, werde ich aufhören mit dem Essen und Trinken. Womöglich wird das nicht so einfach. Doch da lautet mein Leitsatz „Entweder es geht einfach oder es geht einfach nicht". Aber das Sterben wird in jedem Fall gehen, ob einfach oder nicht. Und die Stille wird mir dabei helfen. Sie ist meine beste Medizin, sie stärkt mein Vertrauen und ich bereite mich nun seit Jahren schon auf dieses Ziel vor. Viele Berichte über das Sterbefasten machen mir Mut, dass ich mein Ziel womöglich doch einfach und leicht erreichen werde.

August 2017

Ich bin zu müde, hundert Jahre Müdigkeit, so fühlt es sich an. Ich muss mich für jeden Schritt auffordern, noch macht mein innerer Antreiber Überstunden. Er sagt mir in stoischer Gelassenheit, was ich tun muss. Schon beim Aufstehen geht's los. Bis ich die Füße am Boden fühle und grade stehen kann, ja meine Güte, das dauert, aber das tut es ja schon lange. Kann sich einer mal bitte vorstellen, wie es ist, wenn man wegen einer Neuropathie nicht mehr sicher fühlt, wie diese Beine sich im Raum befinden? Ich habe eine perfekte Form gefunden, das Fühlen durch das Schauen von oben zu kompensieren. Ich schaue von oben zu, der Antreiber sagt mir, was ich tun soll und dann klappt es. Ich habe eine solche Perfektion geschafft, dass ich es auch im Dunkeln hinkriege, wie ein Meisterschüler am Klavier, der alles auswendig spielt, dessen Finger sich wie selbstverständlich über die Tasten bewegen und der jeden Ton schon von Weitem fühlen kann, mehr noch: der davon durchdrungen ist. Genauso gehe ich durch diese Welt, ein genialer Trick der Natur. Nie habe ich gemeckert oder mich darüber beschwert, dass eine Chemo so viel kaputt macht, was man dann freudig strahlend, weil gerettet, einfach nicht tut. Selbst Ärzten konnte ich das nur schwerlich begreiflich machen, weil sie leider dafür gar keine Zeit haben. So mache ich's auch beim Essen: Wie gut, dass ich weiß, wie lecker Möhren schmecken, wenn man sie frisch aus der Erde zieht, die Krümel mit der Hand abwischt und rein beißt. Heute stelle ich mir einfach vor, wie gut es mal geschmeckt hat, und kaue brav die Pampe im Mund, weil Essen ebenso ist wie Tanken. Es muss halt oben was rein, damit unten wieder was rauskommt und dazwischen Kraft für die Muskeln und das Gehirn übrig bleibt. Doch Spaß macht mir das keinen, ich tue nur so. Sind wir eingeladen, dann lobe ich das köstliche Gericht, weil ich die Mühen der Köche würdigen möchte. Das haben sie verdient, sie können ja nix dafür, dass mein Geschmackssinn den Bach runter gegangen ist. Und diese Stunden in der Küche, kochen, weil man ja essen muss. Ehrlich, auch das ist Verkürzung von Lebenszeit, aber noch muss es sein.

Meiner Zeit voraus

Immer schon war ich zu früh

Durch jedes Leben ziehen sich in der Regel bestimmte Dinge oder Eigenschaften, die sich als „roter Faden" in das Muster des Lebens weben. Zu meinem roten Faden zählt „der Zeit voraus zu sein". Nicht dass ich stets die Erste war oder mit herausragenden Superleistungen früher als andere zum Beispiel das Abitur absolvierte. Bei meinem „der Zeit voraus sein" handelt es sich immer um Dinge, die ich plötzlich weiß, die mich dann lange beschäftigen, an denen ich quasi reife und die sich dann immer als richtig erweisen. Als Kind hatte ich ein feines Gespür dafür, was andere Menschen wirklich sagen wollen. Viele kennen das sicher. Das Gegenüber spricht etwas aus, selbst spürt man aber, dass der andere im Inneren etwas anderes denkt, was er aber nicht zugeben kann oder möchte. Ich konnte irgendwie hinter diese Fassaden spüren und den anderen erkennen. Wenn ich in kindlicher Manier meine Realität aussprach, was meistens bei den Erwachsenen auf Unverständnis stieß, wurde ich oft dafür geschimpft. Ich habe diese Fähigkeit dann heimlich weiter trainiert. Sie hat mir in vielen Bereichen meines Lebens geholfen. Etwa mit Menschen sehr schnell ins Gespräch zu kommen und mit schwierigen Situationen klar zu kommen. So zum Beispiel bei der Begleitung der sterbenskranken Frau mit 15 Jahren oder in vielen Prozessen, in denen Sprache nicht als Kommunikationsmittel zur Verfügung stand.

Zu früh oder früh wusste ich bereits, dass ich einmal Kinder haben werde. Als Teenager las ich nicht die

„Bravo“, wie viele meiner Klassenkameraden, sondern ab und zu die Zeitschrift „Eltern“. Ich habe mich früh mit Erziehungsfragen oder Partnerschaftsfragen befasst. Mit 15 Jahren wusste ich, dass ich Physiotherapeutin werden wollte, was schließlich mein Traumberuf wurde. Mit 18 Jahren wurde ich Patentante und später übernahm ich für diesen Jungen, weil er ohne Eltern in einer mit mir bekannten Pflegefamilie lebte, sogar die Vormundschaft.

Als ich meinen Mann mit 19 Jahren durch einen unglaublichen Zufall kennenlernte, war mir bei der ersten Begegnung bewusst, dass er der Mann meines Lebens ist. Es hat gestimmt! Noch heute sind wir ein Paar. Und schließlich kamen unsere drei Kinder. Und auch da war ich jedes Mal lange vor dem Test sicher, dass ich, ich verwende bewusst den etwas altmodischen Begriff, eine kleine Seele in mir empfangen hatte. 1992 an meinem 35. Geburtstag lud ich zu einem großen Fest ein. Ich wollte bewusst und voller Freude meine Lebensmitte feiern. Irgendwie kam mir in den Sinn, dass für mich die Hälfte schon geschafft war. Viele meiner Freunde und Freundinnen waren überrascht, dass mir das so wichtig war. Heute bin ich froh, dieses Fest gefeiert zu haben, denn offensichtlich hatte ich damals genau den richtigen Riecher. Als ich dann 1995 schwer erkrankte und es ein halbes Jahr dauerte, bis die richtige Diagnose gestellt wurde, wusste ich zu Beginn, dass diese unbekannte Krankheit den Tod im Gepäck hat. Ich habe dieses Wissen ernst genommen und mich damals heimlich auf meinen eigenen Tod vorbereitet. Ich las Bücher und habe mich darauf eingestellt, womöglich nicht alt zu werden. Aus heutiger Sicht war das die beste Strategie, mir die Angst vor dem zu nehmen, was mich schlimmstenfalls erwartete. In unserem Freundes- und Bekanntenkreis war ich dann mit meinen 38 Jahren auch die erste, die das Thema Krebs und schwere Krankheit eröffnete. Mehr noch, denn mit meinem kahlen Kopf, das spürte ich ganz deutlich, personifizierte ich für die anderen den Tod. Ich konfrontierte sie, alleine durch meinen kahlen Kopf – ich trug die kratzende Perücke nicht ständig, sondern hatte verschiedene Hüte und Kopftücher – mit ihrem eigenen Ende. Das hat vielfach für Verklemmung und Traurigkeit gesorgt. Einige der Freunde sind inzwischen auch erkrankt. Der eine oder andere ist schon verstorben. Manchmal kann ich spüren, dass ein anderer Mensch stirbt. Vielleicht so ähnlich, wie Kater Oscar, der in Rhode Island in einem Pflegeheim für Demente lebt. Er sucht die Nähe von Sterbenden und bleibt so lange, bis sie tot sind (*Dosa 2011*). Dieses innere Wissen, so erschreckend es klingen mag, hat mich beflügelt, damit Gutes zu bewirken. Bei meinem Schwiegervater konnte ich es zum Wohle aller einsetzen. Damit verhinderte ich eine Einlieferung in die Klinik und ermöglichte ihm, trotz 40 Kilometer Entfernung einen friedlichen Tod im eigenen Bett, innerhalb von nur fünf Stunden. Er war damals fast 95 Jahren alt, und ich wusste von seiner Sehnsucht, in Frieden sterben zu können.

Der Zeit voraus war ich letztlich auch, in dem ich mich für die Knochenmarktransplantation entschied, einem Therapieverfahren, das 1996 noch in den Kinderschuhen steckte. Und nun weiß ich, dass ich nicht alt werde. Dies in dem Bewusstsein, einen erheblichen Zuschlag an Leben erhalten zu haben. Wir dürfen nicht vergessen, dass es noch relativ neu ist, mit einer solchen Erkrankung wie meiner an Heilung zu denken. Die Chemotherapie ist erst etwas über 60 Jahre alt. Das ist keine lange Zeit gemessen an dem, wie unsere Vorfahren mit Krankheiten gewohnt waren umzugehen. Menschheitsgeschichtlich betrachtet ist das wirklich ein Meilenstein, den viele meiner Zeitgenossen schon als Selbstverständlichkeit, ja als ihr Recht ansehen. Es gibt Tage, an denen denke ich: „Nein, das ist alles nicht wahr. Ich täusche mich, ich werde womöglich doch uralt!" An diesen Tagen würde ich was drum geben, wenn ich gar nicht an den Tod denken müsste, wenn es ihn gar nicht gäbe. Von dieser Sorte an Tagen gibt es auch welche, an denen empfinde ich gar kein Morgen. Es fühlt sich für mich so an, als stürbe ich mit jedem Atemzug ins Leben. Als gäbe es nur dieses Jetzt. Diese Momente genieße ich sehr, denn meist wird dann schnell wieder deutlich, dass solcherlei Gedankenspiele Milchmädchenrechnungen sind. Denn es ist schon eine Aufgabe solcherlei Vorahnungen, wie sie in meinem Leben eine Rolle spielen, innerlich zu „verteidigen". Doch mittlerweile weiß ich nur zu gut, dass ich es drehen kann wie ich es will, unterm Strich kommt dabei immer heraus, dass ich meinen Weg so zu gehen habe, wie er sich mir zeigt. Ob ich das jetzt gut finde oder nicht. Dazu zählt auch das Wissen darüber, nicht so zu sterben, wie es der Mainstream heute vorgibt. Darunter verstehe ich, mich nicht weiter in medizinische Behandlung zu begeben, hinzunehmen und zu machen, was man mir vorschlägt. Es ist für mich richtig, mich auf mein Sterben und meinen Tod vorzubereiten und nicht lässig abzuwarten, wie es manche gern tun und zum Trost oder zur Verdrängung lieber Witze über das Altwerden machen.

Vom Sterbefasten erfuhr ich selbst erst vor ein paar Jahren. Ich traf mich in den Jahren 2013 bis 2016 regelmäßig mit einer Bestatterin, einer Trauerrednerin, mehreren Trauerbegleiterinnen und Hospizkräften. Wir, allesamt Frauen, nannten uns Trauernetzwerk und hatten große Pläne, gemeinsam als Gruppe zum Thema „Sterben,

Tod und Trauer“ in unserer Stadt neue Wege zu beschreiten. Jede von uns hatte dann aber so viel eigene Arbeit zu erledigen, dass sich die Gruppe leider wieder aufgelöst hat. Heute tauschen wir uns am Telefon aus oder treffen uns unregelmäßig. In dieser Gruppe haben wir uns 2013 gemeinsam den Film „Sterbefasten“ vom Medienprojekt Wuppertal angesehen (*von Hören 2013*). Ich weiß noch, wie ich auf dem Sofa saß und urplötzlich wusste: Das ist genau mein Weg! Wir haben viel darüber diskutiert. Mittlerweile habe ich nahezu alle Bücher zum Thema gelesen. Es ist mir wichtig, gut informiert zu sein und vor allem ausreichend Zeit zu haben, den Weg in meinen Tod vorzubereiten. Denn ich glaube fest daran, dass wir so sterben, wie wir leben.

Meine Nahtoderfahrung und die Weltbildfrage

Meine Unerschrockenheit oder vielleicht ist es auch Mut, mit dem Sterben und dem Tod umzugehen, rührt mit Sicherheit auch daher, dass ich, als ich 1995 so schwer erkrankt war, drei Wochen vor meiner Diagnosestellung am 14. September eine sehr intensive Nahtoderfahrung (kurz NTE) hatte. Dieses Datum vergesse ich nie wieder. Es hat sich seither vieles in meinem Leben verändert, was jedoch nicht nur meiner Krebserkrankung zuzuschreiben ist. Ich kenne viele Menschen mit ähnlichen Erfahrungen. Eines haben wir alle gemeinsam: Wir haben die Angst vor dem Sterben und dem Tod verloren. Menschen, die eine Nahtoderfahrung erlebt haben, achten auch oftmals den Sterbeprozess bewusster und mit mehr Hingabe. Was mich betrifft, kann ich sagen, dass mein Respekt vor dieser finalen Lebensphase deutlich gestiegen ist. Oder besser gesagt: Ich sehe seither die große Würde in dieser oft nur mit Angst und Schrecken besetzten Lebensphase.

Vor einiger Zeit stellte ich mir sogar selbst die Frage, ob Menschen mit einer Nahtoderfahrung womöglich auch anders sterben. Einen interessanten Hinweis fand ich in dem Buch „Ich will selbstbestimmt sterben! – Die mutige Entscheidung meines Vaters zum Sterbefasten" (*Luckwaldt 2018*). Dort schildert die Tochter das Sterben ihres Vaters, der mit 88 Jahren zur großen Überraschung der Familie seinen Entschluss mitteilt, dass er mit dem Essen und Trinken aufhören werde. Seine absolute Entschlossenheit für diesen Schritt belegt die Autorin unter anderem mit Tagebuchaufzeichnungen ihres Vaters. In genau einer solchen finde ich die kurze Beschreibung seiner Nahtoderfahrung während einer Herzoperation. Besonders bedeutend für mich ist darin der Satz „Die Erinnerung daran ist mir so präsent wie sonst kaum etwas" (*Luckwaldt 2018, 30*). Per Email nehme ich Kontakt mit Frau Luckwaldt auf, um sie zu fragen, ob sie glaube, die Nahtoderfahrung ihres Vaters habe zu seinem Entschluss beigetragen. Sie bejaht meine Frage.

Mir ist bewusst, dass dieses Thema die Geister scheidet, auch wenn unstrittig ist, dass es kulturübergreifend unzählige solcher NTE-Berichte gibt. In der Wissenschaft gibt es seit Jahren Versuche, dieses Phänomen zu überprüfen und zu erklären. Doch die Ergebnisse sorgen immer wieder für heftige Diskussionen, denn die Nahtoderfahrung ließ sich bisher (noch) nicht wissenschaftlich kontrolliert untersuchen. Der holländische Kardiologe und Nahtodforscher Pim van Lommel wagte schon vor vielen Jahren zusammen mit Kollegen eine Untersuchung in einer prospektiven, also vorausschauenden, Studie. Teilnehmer der Studie durften nur Personen sein, „die sich eindeutig und objektiv nachvollziehbar in einer lebensbedrohlichen Situation befunden hatten. Keiner dieser Patienten hätte seinen Herzstillstand überlebt, wenn man ihn nicht spätestens nach fünf oder zehn Minuten wiederbelebt hätte" (*Lommel 2009, 145*). Die Ergebnisse dieser Studie wurden im Jahr 2001 in der renommierten und ältesten medizinischen Fachzeitschrift „The Lancet" publiziert (*Lommel et al. 2001*).

So viel steht fest: Die Sinneseindrücke einer NTE überschreiten das normale Wachbewusstsein. Als gutes Beispiel werden immer wieder Menschen angeführt, die von Geburt an blind sind und während der NTE nachvollziehbar überprüfbare Seherlebnisse schildern können. Bei diesen Seherlebnissen handelt es sich um Fakten, die von einer nicht blinden Person bestätigt wurden (*Ring/Cooper 2011*). „Wissenschaftliche Einigkeit" ist bisher am ehesten möglich, wenn diese Erfahrungen als wissenschaftstheoretische Grenzfälle eingeordnet werden. Nahtoderfahrungen fordern einen komplett neuen „Denk-Zugang" in Bezug auf unsere menschliche Existenz. Es stellt sich die Frage, was unser Bewusstsein überhaupt ist, bzw. in welchem Verhältnis wir Materie und Geist einander zuordnen. Zu dieser höchst spannenden Fragestellung formulieren van Lommel und andere auf Grund zahlreicher Studienergebnisse zunehmend neue Hypothesen (*Lommel 2009*).

Auch der Theologie-Professor Enno Edzard Popkes betreibt an der Universität in Kiel „Interdisziplinäre Forschung zum Thema Nahtoderfahrung und verwandten Phänomenen". Dafür gründete er 2017 die „Kieler Akademie für Thanatologie e.V." in Kooperation mit Kolleginnen und Kollegen der Christian-Albrechts-Universität zu Kiel. Popkes' Ziel ist, eine kontinuierliche Kooperation aller an der Nahtodforschung beteiligten Wissenschaften aufzubauen. Diese Forschungsergebnisse kommen aus Psychologie, Medizin, Neurophysiologie, Soziologie, Physik, Biologie, Ethnologie, Kulturwissenschaft, Musikwissenschaft, Literaturwissenschaft, Archäologie, Religionswissenschaft, Theologie etc. Darüber hinaus setzt er sich zusammen mit seinen Kollegen dafür ein, eine fächerübergreifende Kooperationen mit außeruniversitären Einrichtungen zu fördern, sofern sie direkt bzw. indirekt mit dem Themenfeld Tod im Generellen und Nahtod im Speziellen in Beziehung stehen. Das sind unter anderem Hospize, Krankenhäuser sowie psychotherapeutische bzw. psychiatrische Einrichtungen. Regelmäßige Symposien, der Aufbau eines internationalen Netzwerkes und Archives, als auch die Vermittlung von transkulturellen Seelsorge- und Therapie-Konzepten auf dem Fundament der erhobenen Daten sind weitere langfristige Ziele dieser Nahtod-Forschungen (*Popkes 2017*).

Ich habe Professor Popkes im Herbst 2018 erstmalig an der Universität Kiel besucht und ein langes Gespräch mit ihm führen können. Dabei fragte ich ihn als Theologen auch, ob er der Meinung sei, dass mein möglicher Sterbeweg mittels Sterbefasten als sündhafte Entscheidung einzustufen wäre. Denn im kirchlichen Kontext höre ich immer wieder, dass der freiwillige Verzicht auf Nahrung und Flüssigkeit eine Sünde sei. Diese Form, aus dem Leben zu scheiden, käme einem Eingreifen in Gottes Plan gleich. Er meinte, das könne man so sehen, und viele sähen es auch so. Er jedoch betone immer den Begriff der Freiheit. Wir seien freie Menschen und dürften diese Freiheit leben, solange wir andere Menschen mit unserem Tun nicht in Lebensgefahr bringen oder massiv schädigen würden. Er würde aber Menschen immer darin bestärken, neuen Mut für die Aufgaben im Leben zu finden. In Folge seiner Auseinandersetzung mit dem Thema sympathisiert er mit der Vorstellung, dass jedes Leben einem Wachstumsprozess dient. Er vertritt die Ansicht, dass jeder Mensch in seinem Leben mit Aufgaben konfrontiert wird, die es zu bewältigen gilt.

Sicherheitshalber habe ich mir auch hier eine „Zweitmeinung“ eingeholt. Einen Pfarrer, mit dem ich ein wenig befreundet bin und über Jahre hinweg immer wieder im Austausch stehe, bat ich um seine Meinung. Er baut auch auf die vom Schöpfer geschenkte Freiheit, mit der er uns in diese Welt gestellt hat. Wir dürfen unser Leben und das Zusammenleben frei nach unserem Gutdünken gestalten. Darunter versteht er gleichermaßen die Freiheit des Menschen, durch die Mittel der Medizin, Krankheiten zu bezwingen und das Leben zu verlängern, als auch, es in Selbstbestimmung in die Hand des Schöpfers zurückzulegen. Für ihn ist es im Prinzip keine Sünde, für die man dann bestraft werden könnte, wenn man sich auf Grund einer eigenen Entscheidung aus dieser Welt verabschiedet. Wohl aber mahnt er an, die näheren Umstände genau in den Blick zu nehmen. Sie würden darüber entscheiden, ob solch ein Abschied verantwortet werden kann oder nicht. Hier bezieht er sich auf den Nächsten, der durch den Tod geprüft wird, als auch auf den Sterbewilligen selbst. Hat er für sich selbst den Eindruck, seine Lebensaufgabe vollendet zu haben, bevor er seine Entscheidung in die Tat umsetzt? Dieser Frage werde ich im weiteren Verlauf des Buches noch nachgehen. Entlastend finde ich für mich, dass auch er den Sündenbegriff bei dieser Form des Sterbens nicht verwendet. In meiner christlichen Prägung als Kind und Jugendliche wurde in mir der Sündenbegriff eingepflanzt. Ich lernte, dass Gott das Leben gibt und auch nimmt. Von der Freiheit, über sein eigenes Leben selbst bestimmen zu dürfen, hat damals niemand gesprochen. Diese Freiheit musste ich mir im Laufe der Jahre erst erobern. Jetzt, bei meiner Entscheidung zum Sterbefasten, galt es, diese erneut auf den Prüfstand zu stellen und zu einer eigenen Position zu finden. Mein Fazit: Ich fühle mich nicht sündig. Wenn Gott mich durch meine Krankheit prüfen wollte, einen anderen Sinn kann ich darin nicht erkennen, und ich diese Prüfung mit christlichen Werten hinterfrage, dann finde ich, dass ich diese Prüfung bestanden habe. Das Sterben als weiteren Prüfungsweg zu sehen ist sinnvoll. Dem stelle ich mich, denn ich lasse mich auf einen Sterbeprozess ein, der dem natürlichen Sterben gleich kommt. Einzig den Zeitpunkt bestimme ich selbst und nehme mir dafür die Freiheit dies zu tun.

Zurück zum Thema der Nahtoderfahrung. Wie auch immer der Einzelne seine Erfahrung einordnet und die sich daraus ergebenden Lebensthemen erlebt, so bleibt diese Erfahrung sowohl für den Einzelnen als auch für seine Umgebung zeitlebens von elementarer Bedeutung. Wir können aus den Nahtoderfahrungen fundamentale Lehren für das irdische Leben ziehen. So sieht es auch der Jesuit und Professor für Philosophie und Metaphysik Godehard Brüntrup von der Hochschule für Philosophie in München. Er nennt den Inhalt dieser Erfahrungen schlicht „spektakulär“. In einem Video-Interview erklärt er diesen Standpunkt für mich sehr überzeugend: „Die Wirkung über den Inhalt eines Kunstwerkes ist hirnphysiologisch auch nicht erklärbar, trotzdem können wir daraus Lehren fürs Leben ziehen“ (*Huemer 2018*). Am eindrucksvollsten sei für ihn die Lehre aus dem sogenannten Lebensfilm, weil dieser klare Botschaften über den Sinn des Lebens enthalte. Diese Botschaften seien ergreifend und führten sehr oft zu einer dauerhaften Lebensveränderung. Das kann ich nur bestätigen! Mein Lebensfilm war von einer schier unglaublichen Dichte und erschütternden Klarheit. Ich bekam Tatsachen aufgezeigt, die ich unmöglich aus meiner eigenen Erinnerung wissen konnte. Mehr noch, mir wurden ganze Biografien von Menschen meines Umfeldes aufgeblättert, die ich niemals durch Erzählungen hätte erinnern können. Den Sinn des Lebensfilmes für das Leben erkläre ich so, dass man währenddessen alle Puzzleteile des eigenen Lebens erkennt. Ich bin durch die Erfahrung meines Lebensfilms zu der tiefen Einsicht gekommen, dass alles, wie und was sich in meinem Leben zuträgt, mit den guten, aber auch mit den schlechten Anteilen genau so seine Richtigkeit hat. Deshalb nenne ich diesen Teil meiner Nahtoderfahrung auch die „Selbstoffenbarung ohne Weglaufgarantie“ (*Mehne 2016, 66*).

Und welche Bedeutung hat meine Nahtoderfahrung nun für mein Sterben? Ich sage bewusst, ich habe mich damals 1995 schon einmal im Sterben befunden. In einem Zustand völliger Erschöpfung und schwerer Krankheitssymptome habe ich meinen Körper verlassen. Oben am Kopf bin ich schnell und einfach aus mir ausgestiegen, als wäre es das einfachste der Welt. Danach habe ich mich in einem Bewusstsein erfahren, dass wacher und klarer war, als ich es jemals in meinem Körper überhaupt erfahren konnte und gleichzeitig spielten Raum und Zeit überhaupt keine Rolle mehr. Das wirft bei Skeptikern sicher die Frage auf, ob dies bei meinem „richtigen“ Sterben auch so sein wird. Doch davon bin ich zutiefst überzeugt. Als ich in meiner Nahtoderfahrung zudem mit einem unsagbar schönen Licht verschmolzen bin und obendrein den Eindruck hatte, diesen Zustand bereits zu kennen, da kam es mir wirklich vor, als käme ich nach Hause. Als wäre ich dort, wo ich schon mal gewesen bin, lange bevor ich auf diese Welt gekommen bin. Das heißt für mich ganz klar: Nach dem Tod ist nicht alles aus! Mein Körper wird sterben, denn er ist ja auch verbraucht. Sein Haltbarkeitsdatum ist irgendwann einfach abgelaufen. Aber etwas von mir bleibt unzerstörbar bestehen. Ich wechsele nur „die Räume". So wunderbar bildhaft ist es auch oft in Traueranzeigen zu lesen.

Die Frage nach dem persönlichen Weltbild ist natürlich wichtig. An was glaubt der einzelne Mensch? Ich habe ein Ziel, auf das ich dank meiner Nahtoderfahrungen „zusterben" darf. In einem Alter, in dem andere vielleicht nochmal neu durchstarten, befasse ich mich aufgrund meiner Lebens- und Krankheitsgeschichte bereits mit meinem eigenen Sterben. Das Sterbefasten bedeutet für mich keinen Verzicht, sondern das Einstellen von Essen und Trinken. Es ist für mich das Mittel zum Zweck, um mein Ziel zu erreichen. Dieses lautet, keine Medizin mehr in Anspruch nehmen zu müssen, also die Nachbehandlung abzubrechen und in Würde und vor allem zu Hause sterben zu können. Die Vorstellung, dass nur meine verbrauchte Körperhülle sterben wird oder, schöner ausgedrückt, ich „die Räume wechseln darf" macht es mir etwas einfacher, mit meinem Entschluss umzugehen.

Das sind meine persönlichen Erfahrungen und Überzeugungen. Ein religiöser Mensch lebt vielleicht mit der Hoffnung auf ein Jenseits, für einen nicht-religiösen Evolutionsanhänger ist nach dem Tod möglicherweise alles aus. Mit der Frage, was nach dem Tod kommt, wird sich wohl jeder Mensch einmal beschäftigen. Was bedeutet das Sterben für uns alle, egal ob wir an Gott glauben oder nicht. Und so erlebe ich meine Nahtoderfahrung in erster Linie als „Lebenseinsichtserfahrung“, wie es Pim van Lommel so treffend bei einer unserer letzten gemeinsamen Vorträge in Wien im Mai 2018 formulierte. Meine Lebenseinsicht führt zu einer größeren Offenheit und Akzeptanz gegenüber allen Weltbildern, die sich auf diesem Planeten tummeln. Jeder ist gefordert, seinen eigenen Sinn für sein Leben und irgendwann für sein Sterben zu erkunden, zu formulieren und höchst eigenverantwortlich zu vertreten.

Was wirklich zählt im Leben

Auf diese Aussage gibt es so viele Antworten, wie es Menschen gibt, denn auch hier ist jeder aufgerufen, seine Kriterien für sich selbst festzulegen und dann danach zu leben. Je nach Kulturkreis existieren natürlich allgemein gültige Übereinstimmungen, die jeden betreffen, ob man es will oder nicht. Für unseren Kulturkreis möchte ich es kurz und knapp auf den Punkt bringen: Das Tun des Einen ist das Tun des Anderen (*Stierlin 1976*). Alles, was ich tue, hat Auswirkungen, ob ich es will oder nicht. Dazu bin ich, wie viele andere auch, mit dem zentralen Spruch des Christentums groß geworden: „Liebe deinen Nächsten, wie dich selbst.“ Richtig spannend wird diese Frage immer erst, wenn der Tod anklopft und wir uns unserer Endlichkeit bewusst werden. Dann tauchen plötzlich zu den eh schon verzwickten Lebensfragen ganz neue Kriterien auf. Die Zeit wird auf einmal knapp, wir können nicht mehr alles schaffen. Dann fragen wir uns: Haben wir überhaupt genug geliebt? Ich erinnere mich noch sehr genau an diesen einen Moment: Mit kahlem Kopf, den ich gut unter der warmen Mütze verpackt hatte, schlurfte ich mit meinem Mann händchenhaltend durch den kleinen Park der Uniklinik Mainz. Mit meinen 38 Jahren erkannte ich, dass all das, was ich auch noch so gerne gemacht hätte und vor allem mehr getan hätte, vielleicht gar nicht mehr möglich sein wird, ließe sich der Krebs nicht bezwingen. Diese Erkenntnis saß! Ich schwor mir, wenn ich das alles überlebe, dass ich dann mehr Zeit haben will, um einfach nur das Leben zu lieben. Ich wollte einfach nur mit meinem Mann in Liebe auf einer Bank sitzen. So wenig war es, was ich wollte. Aber dieses Wenige ist genau das, was für mich zählt. Auch heute noch. Jeden Tag bin ich glücklich, wenn ich es geschafft habe, im Kleinen das Große getan zu haben. Einen Blick, einen Kuss, ein kurzes Gespräch, eine Umarmung, einmal tief geatmet und dabei gespürt zu haben, wie kostbar es ist, überhaupt hier sein zu dürfen.

Doch so leicht dieses kleine Tun auch ist, so schwer ist es an manchen Tagen, dafür den passenden Moment zu finden. Es ist manchmal schwer, es bei den anderen, die ich so liebe, anzubringen. Heute hat keiner mehr wirklich Zeit. Es ist alles immer viel zu viel. Einige meiner Lieben wohnen weit weg. Außerdem gibt es Beziehungen – und das, so weiß ich, fast in jeder Familie, in denen haben sich Wälle des Missverstehens gebildet, weil nicht genug gesprochen wurde. Ich muss also schon listig sein, um mit der Liebe durchzukommen. Doch ist sie dann noch wirklich frei geschenkt? Hier denke ich an die Chaostheorie. Eine winzig kleine Änderung der Ausgangsbedingung kann eine große Änderung des gesamten Systems hervorrufen. Mathematiker bezeichnen solche Verkettungen von Ereignissen als „nicht-lineare-Phänomene“. Ähnlich geht es in meinem Leben um die Nicht-Vorhersagbarkeit der Auswirkungen des eigenen Tuns. Denn diese Auswirkungen hängen von unzählig vielen winzig kleinen Variablen ab, die ich nicht steuern kann. Leider kann ich nur nie sicher wissen, wie die Reaktion ausfällt. Eine kleine gefühlte Portion Liebe kann nach dieser Idee an einem weit entfernten Ort zu einer großen Portion Liebe, zu einem wahren Orkan an Liebe führen. Hierfür wird gerne der sogenannte „Schmetterlingseffekt" herangezogen (*Ewald 1998, 136*). Dieser Begriff geht auf die Unmöglichkeit zurück, keine wirklich aussagekräftige langfristige Wettervorhersage treffen zu können, und meint, dass ein einziger Flügelschlag eines Schmetterlings an einem anderen Ort der Erde einen Orkan auslösen könnte. Der entstehende Luftwirbel des Schmetterlings kann sich zu einer Kettenreaktion aufschaukeln.

Für Menschen, die sich auf ihr Sterben und ihren Abschied von den Liebsten vorbereiten, ist diese Vorstellung in meinen Augen sehr hilfreich. Vor allem dann, wenn wenig Zeit bleibt, sich zu verabschieden. Jeder Flügelschlag eines Gedankens, den ich in meinem Inneren anstoße, hat eine Wirkung. Jedes Gefühl, das ich im Inneren spüre und es einer Person widme, kommt an. Vielleicht nicht punktgenau bei dieser Person, doch wenn wir davon ausgehen, dass alles in einem größeren Zusammenhang besteht, ist es letztlich doch egal, wo es landet. Hauptsache ich habe es versendet. Irgendeinen wird es erreichen und womöglich sogar glücklich machen. Ob als Windhauch oder als Sturm darf mir egal sein. Einen Liebessturm kann jeder überleben. Auf diese Idee kam ich in diesen vielen Stunden im Krankenhaus, die dort viel länger und unerträglicher waren, als in jeder anderen Situation. Die vielen Nächte, in denen ich keinen Schlaf fand und nichts tun konnte, außer still zu liegen und vorsichtig zu atmen, um nach der Chemo den Brechreiz zu verringern. Wie wundervoll war es, dass ich in meinem Geist lebendig sein konnte. Wie dankbar war ich durch diese Erkenntnis und Fähigkeit, die Einsamkeit vertreiben zu können und mich meinen Liebsten doch nah zu fühlen. Ich verstand mich als Liebessenderin, und das tat verdammt gut.

Was also zählt wirklich im Leben? Ich meine, letztlich zählt nur, dass man mit sich und vor sich selbst im Reinen ist. Es gibt kein Leben ohne Fehler. Fehler gehören zum Leben. Genauso wie die vielen kleinen Verletzungen, die man nun mal, weil man Mensch ist, dem anderen zufügen muss. Denn es ist unmöglich, sich nur nach den anderen zu richten. Es zählt auch, sich selbst treu zu sein und im besten Falle seine Lebensaufgabe gefunden und auch realisiert, vielleicht sogar vollendet zu haben. Dies ist in meinen Augen nur möglich, wenn ich die Begrenztheit der Lebenszeit bewusst in meinem Leben zulasse. Fertig sind wir nie. Es bleibt immer etwas ungetan. Sich aber in dieser Unvollkommenheit anzunehmen, ist eine große Sache. Wenn es dann noch gelingt, den Liebsten zu zeigen, wie sehr man sie liebt und wie leid es einem tut, dass manches nicht so gelaufen ist, wie man es selbst gerne gehabt hätte oder es für die Kinder gut gewesen wäre, dann ist doch eigentlich alles gut. Auch hier plädiere ich für eine Form des Minimalismus, denn ich bin der festen Überzeugung, dass wir oft vom Leben einfach viel zu viel wollen. Dankbarkeit für das, was einem das Leben geschenkt hat, auch wenn es nicht immer nach dem eigenen Geschmack war, ist für mich das pure Glück. Weniger ist also oft mehr, und das Kleine ist oft das Größte. Zählt im Leben auch, wie wir sterben? Oder besser gesagt, ist eine gute Vorbereitung auf das Sterben nicht auch die beste Art, das Leben zu lieben und sich voll und ganz darauf einzulassen? Ich bin mir hier ziemlich sicher, dass es so ist. Außerdem gibt es unzählige Beispiele aus der

Philosophie und von spirituellen Lehrern, weltweit und seit Jahrtausenden, die genau das belegen. Ich kann mich getrost in den Strom der Zeit einreihen und gewiss sein, dass das Leben weitergehen wird, auch wenn ich physisch nicht mehr anwesend bin. Diese Sicherheit zu leben und sie auszustrahlen ist Teil von dem, was für mich wirklich zählt im Leben.

Von hinten denken

Unser Wohnmodell – einer wird übrig bleiben

Einer wird übrig bleiben, das ist die nackte Realität für alle Paare im Alter. Darüber mag keiner gerne nachdenken, aber es lohnt sich, sich genau diese Frage beizeiten zu stellen: Wie will ich leben, wenn ich übrig bleibe? Für mich war schnell klar, dass ich nicht alleine in einem viel zu großen Haus übrig bleiben wollte, so wie es meine Mutter über Jahre beharrlich ausgesessen hatte. Bis zu ihrem Sturz, der alle zwang, schnell eine neue Lösung zu finden. Außerdem hatte ich mit drei Kindern genug zu tun gehabt, um Ordnung im Haus zu halten. Nachdem alle ausgezogen waren, hatte ich dazu keine Lust mehr. Im Alter wollte ich nicht mehr das klassische Rollenklischee erfüllen und weiterhin für das Kochen und den Haushalt zuständig sein, so wie wir es Jahre lang aus praktischen Erwägungen gelebt hatten, auch wenn wir viel Unterstützung hatten, weil ich dieses Pensum lange Zeit nicht alleine bewältigen konnte. Unser Haus hatte zu viele Treppen, war zu groß geworden für meinen Mann und mich und als mein Mann dann noch in Pension ging, hatten wir auf einmal so viel Zeit zusammen, wie noch nie zuvor in unserem Leben. Ehrlich gesagt, war uns das bisweilen auch zu viel Nähe. Vor allem ich liebe die Stille und die Einsamkeit. Ja ich brauche das regelrecht. Das ist meine beste Medizin, besonders wenn es mir schlecht geht.

An dieser Stelle möchte ich mit einer Traumvorstellung aufräumen, die ich zunehmend lese und höre. Das gemeinsame Altwerden wird gern über den grünen Klee gelobt. Wie wunderbar das Zusammenleben alter Paare sei! Natürlich ist es schön, wenn man so lange und vor allem so vertraut gemeinsam leben kann. Ich glaube, dass trotzdem nicht alles davon stimmt. Es wird einfach zu viel schöngeredet, vor allem im Nachhinein. „Alt werden ist nichts für Feiglinge“, so titelte der Schauspieler Joachim Fuchsberger. Er wollte mit seinem literarischen Weckruf vor allem Mut verbreiten und sich „den Lebensabend nicht durch demographische Schwarzmalerei verderben lassen“ (*Fuchsberger 2011*). Mit seinem Optimismus hat er sicher auch recht. Angeblich sollen Menschen im höheren und hohen Alter wieder deutlich zufriedener sein als in den mittleren Erwachsenenjahren. Doch es bleibt die Tatsache, dass alt werden nichts für Feiglinge ist. Und gemeinsam altwerden ist meines Erachtens erst recht nichts für Feiglinge. Ich habe es in der eigenen und in anderen Familien erlebt. Altwerden bedeutet nämlich Stress und gemeinsam alt werden scheint mir doch eine große Herausforderung, was sich keiner bei der Eheschließung ausmalen kann und möchte. Was mich betrifft, so sage ich ganz klar: In meinem Leben hatte ich genug Stress, den will und brauche ich nicht auch noch im Alter. Aus meiner eigenen Erfahrung rate ich jedem, das Leben beizeiten auch von hinten her zu denken. Dies ist eine gute Methode, um Klarheit für die wesentlichen Fragen des Lebens zu gewinnen. Für mich galt nicht nur zu überlegen, wie wir im Alter leben wollen, sondern ich wusste auch schon lange, dass ich gerne zu Hause sterben möchte. Doch es reicht nicht nur, sich das zu wünschen. Nein, dafür müssen auch Vorkehrungen getroffen werden, unter anderem auch baulicher Art.

Was meinen Mann und mich betrifft, so leben wir seit Dezember 2014 in zwei Wohnungen. Tür an Tür in einem Neubaugebiet, wieder zurück in der Stadt und trotzdem in der Nähe eines Waldes. Jeder von uns hat eine Dreizimmerwohnung. Die Wohnungen liegen wie zwei Muschelhälften nebeneinander. Zwischen unseren beiden Küchen gibt es eine Verbindungstüre. Wir nennen unser Wohnmodell aus Spaß „Getrennte Käfighaltung im Alter“, weil es bisweilen besser ist, wenn man sich, wie im Tierreich nicht zu eng auf der Pelle sitzt. Die Macken werden im Alter nicht weniger, die Kraft, diese auszuhalten, an manchen Tagen leider schon. Ich bin die Lerche, mein Mann die Eule. Jetzt kann jeder nach seinem Rhythmus leben, ohne den anderen zu stören. Zur Nachtruhe bleibt die Türe meist zu, tagsüber ist sie viel offen. Im Winter wiederum weniger, weil ich es wärmer brauche als mein Mann. Wie bei vielen Paaren ist einer von uns der Bewahrer und der andere, das bin in unserem Fall ich, der Aussortierer und Ordnungsliebende. Auch das geht jetzt leichter, denn jeder ist für seine Ordnung oder Unordnung selbst verantwortlich. Das leidige Thema Kochen handhaben wir nun auch unterschiedlich. Wir kochen beide nicht gerne und ich muss sehr oft Diät essen. So haben wir Tage, an denen sich jeder sein eigenes Süppchen kocht, und Tage, an denen wir ein gemeinsames Essen finden, das wir beide gut vertragen und mögen. Wir leben im zweiten Stock, dem Himmel also schon ein bisschen näher. Die Sonne scheint morgens und abends in die Räume, Licht und Helligkeit sind uns beiden wichtig. Alles befindet sich auf einer Ebene, ein Fahrstuhl ist im Haus vorhanden, und mein Schlafzimmer habe ich mir von Anbeginn auch schon als mein Sterbezimmer vorgestellt und dementsprechend eingerichtet. Ich besitze schon lange ein Bett mit vier Motoren. Solch ein Bett habe ich in der Klinik kennen und schätzen gelernt. Eine Schiebetüre habe ich mir ebenfalls bereits einbauen lassen, da ich, wenn ich sterbe, Raum und Weite haben möchte. All das klingt speziell! Das gebe ich gerne zu. Doch bei diesem Neustart, den wir hingelegt haben, wäre es fahrlässig gewesen, nicht von Anbeginn die Räumlichkeiten so zu planen, wie sie auch genutzt werden wollen. In anderen Lebensphasen tut man das ja schließlich auch.

In der Zwischenzeit haben wir uns hier sehr gut eingelebt. Wir genießen es, so leben zu können, und sind dafür sehr dankbar. Im letzten Sommer haben wir uns extra für den Balkon ein kleines Zweiersofa geleistet, um einfach nur nebeneinander sitzen zu können. Einfach so. Nur in Liebe sitzen. Genau so, wie ich es mir damals bei meiner Krebserkrankung gewünscht und vorgenommen hatte. In der Abendsonne im Sommer ist das Nebeneinandersitzen am schönsten. Manchmal lutsche ich dann meine Eiswürfel, die ich später brauchen werde. Ich teste jetzt schon die verschiedenen Geschmacksnuancen, mit denen ich experimentiere.

Wir haben eine gute Hausgemeinschaft entwickelt, wir helfen und unterstützen uns, lassen uns aber auch in Ruhe. Sollte etwas sein, wissen wir, wo wir klingeln dürfen. Das finde ich sehr wichtig. In unmittelbarer Nachbarschaft stehen zwei Wohnblöcke, in denen generationsübergreifend gelebt wird. Die Atmosphäre in unserem Viertel empfinde ich als sehr vielfältig, harmonisch und angenehm. Es finden in der Nachbarschaft immer wieder interessante Veranstaltungen statt. Wir könnten, wenn wir wollten, auch beim Mittagstisch teilnehmen. Die Straßenbahn ist in wenigen Minuten zu erreichen, ein Leben ohne Auto ist also gut möglich. Mit der Tram kommen wir ohne Umsteigen mitten in die Stadt oder an den Bahnhof. In unmittelbarer Nähe befindet sich der Verein Hiergeblieben-Kranichstein e.V. Er bietet selbstbestimmtes Wohnen im Alter an und hilft, das möglichst lange in der eigenen Wohnung unter aktiver Teilhabe zu ermöglichen. Im Alter, bei Krankheit oder bei Beeinträchtigungen durch Behinderung will der Verein ermöglichen, „hierzubleiben", im gewohnten Viertel, und das mit Versorgungssicherheit (die Adresse befindet sich im Anhang).

Wir können also in jeder Nuance „gemeinsam allein sein". Unter diesem Titel gibt es sogar eine Filmdokumentation über meinen Mann, mich und unser Wohnmodell (*Bergfeld/von Hören 2016*). Das Alleinsein fiel uns beiden noch nie schwer. Schon in jungen Jahren konnten wir sehr gut auch mit uns selbst glücklich sein. Vielleicht ein guter Grund, warum wir noch immer zusammen sind? Für das Alter bekommt dies eine ganz neue Bedeutung, und bisweilen sollte man sich dessen bewusst werden und es vielleicht ab und an schon mal üben? Schön finde ich, dass in unserem früheren Haus, in dem wir fast dreißig Jahre gelebt haben und in dem unsere drei Kinder aufgewachsen sind, jetzt wieder Gewusel ist. Eine junge Familie mit mittlerweile auch drei Kindern ist glücklich, dort wohnen zu können. Das freut uns sehr, denn es ist definitiv mehr ein Haus für Kinder als für ältere Menschen.

Einer wird übrig bleiben bedeutet in unserem Fall, dass mein Mann oder ich unverändert in seiner jeweils eigenen vertrauten Wohnung bleiben kann. Sollte das aus gesundheitlichen Gründen nicht mehr möglich sein, so haben wir zwei Straßen weiter ein großes, schönes Seniorenheim. Dann wäre zumindest das Viertel vertraut, und man kann die Angebote zur Unterstützung hier in der nahen Umgebung nutzen. Außerdem kann der „Hinterbliebene“ entscheiden, was er mit der anderen Wohnung machen will. Die Vielfalt der Möglichkeiten finden wir gut. Ein Freund oder eine Freundin könnte einziehen, eine Pflegekraft oder vielleicht eines der Kinder, wenn es passt, vorübergehend oder auf Dauer. Derzeit ist das eher unwahrscheinlich, weil alle beruflich in anderen Städten gebunden sind. Aber man weiß nie, wie das Leben spielt. Es könnte auch eine Studenten-WG werden, bei der man mal zum Essen kommen darf, oder in weiter Zukunft ein Enkelkind, das hier studiert. Zu guter Letzt könnte die Verbindungstüre auch zurückgebaut und die Mauer geschlossen werden, sodass diese Wohnung fremd vermietet werden kann.

Ein weiterer Aspekt unseres Neuanfangs bestand darin, dass wir ordentlich ausgemistet haben und dass vor allem ich, „die Ordnungsliebende“, nur noch mit kleinem Gepäck umgezogen bin. Sich von Ballast bewusst und mit genügend Zeit zu verabschieden ist in meinen Augen ein wichtiger Schritt. Für mich war es regelrechte Trauerarbeit. Alle Teile meines Lebens in Ruhe zu sortieren, denn in vielen Ecken schlummerten längst vergessene Dinge vor sich hin, die bei der Wiederentdeckung mit Erinnerungen belegt waren. Ich fühlte intensiv deren Bedeutung, die sie für mich gehabt hatten, und verabschiedete mich dann davon. Bei vielen Dingen fiel die Entscheidung schwer. Dann stellte ich mir meine bewährte Pistole-auf-die-Brust-Frage: „Wenn du morgen sterben würdest, lohnt es sich dann, das Teil aufzuheben?“ In den allermeisten Fällen war die Antwort „Nein“. Es ist sehr anstrengend, Häuser zu entrümpeln. Das haben wir schon mehrmals in der Familie mitgemacht. Doch das Ergebnis dieser intensiven Zeit war eine unglaubliche Erleichterung. Für mich fühlte es sich rundum erfrischend an, meinen Altlasten entkommen zu sein.

Offenes Sprechen mit der Familie und Freunden

Die Tatsache, dass wir unseren Kindern schonend beibringen mussten, ihr Elternhaus aufzugeben, und dass wir diesen Prozess langsam und behutsam angehen konnten, brachte es mit sich, dass wir über unsere Wünsche und Veränderungen ehrlich mit ihnen sprechen mussten. Grundsätzlich sind wir eine Familie, die das offene Gespräch und Ehrlichkeit immer als Teil der Familienkultur gelebt hat. Doch den Kindern sagen zu müssen, dass in naher Zukunft ihr eigenes Zimmer beim Besuch nicht mehr wie gewohnt zur Verfügung stehen würde und auch eine Lösung für die beiden Katzen gefunden werden musste, fiel uns schwer. Außerdem waren sie in einer Lebensphase, in der sie damit beschäftigt waren, ihr eigenes Leben aufzubauen. Ich weiß aus eigener Erfahrung noch zu gut, wie wenig einen dann die Belange der Eltern wirklich interessieren. Aber es half alles nichts, wir mussten sprechen und ernteten natürlich zu Beginn betroffenes Schweigen. Jetzt, wo wir so leben, finden sie es alle gut und betrachten unser Wohnmodell sogar für ihre Generation als eine reizvolle Idee.

„Reden ist Gold" ist für die Familie sogar noch wesentlicher. Natürlich müssen Eltern nicht jedes Detail besprechen. Aber unter den Generationen in einem guten Austausch zu sein ist für alle Beteiligten enorm hilfreich. Fürs Altwerden und Sterben finde ich es unerlässlich, obwohl hier noch mehr Feingefühl von Nöten ist, weil natürlich unnötige Sorgen und Ängste nicht hochbeschworen werden sollen. Als Eltern will man seinen Kindern nicht zu viel zumuten, und doch ist es vielleicht eine noch größere Zumutung, wenn die Kinder vor vollendete Tatsachen gestellt werden. Leider ist das in vielen Familien immer noch üblich, das Wesentliche dann doch der vermeintlichen Harmonie willen unter den Teppich zu kehren. Ich gestehe freimütig, dass ich große Angst davor hatte, unseren Kindern meine Wahrheit und meinen Wunsch, Sterbefasten durchzuführen, nahezubringen. Das kann ich doch nicht machen, dachte ich lange. Dann stellte ich mir vor, wie es wäre, wenn ich jetzt wieder eine Krebs- oder eine andere schwere Diagnose hätte. Wo wäre denn der Unterschied? Das eine wäre scheinbar Schicksal, das andere mein Plan, also gewollt. Wobei es letztlich ja auch mein Schicksal ist, denn die Folgeschäden durch die Erkrankung sind der eigentliche Grund meines Handels. Außerdem steht für mich schon lange fest, dass ich auch bei einer erneuten Krebsdiagnose oder einer anderen lebensbedrohlichen Erkrankung keine lebensrettende Therapie mehr in Anspruch nehmen will.

Ich wusste, dass ich bei den Kindern eine tiefe Wunde berühren würde, nämlich das Heraufbeschwören der Urangst von damals, ihre Mutter zu verlieren. Jahre kreiste diese Angst über unserer Familie. Ich wollte sie schützen. Jede Mutter will das. Aber ist dieses Schützenwollen wirklich Schutz, nur weil man nicht spricht? In der Familie, in der ich groß geworden bin, war das so. Es wurde über die wirklich tiefen Themen eisern geschwiegen. Meine Eltern hatten den Krieg überstanden und viel Schlimmes erlebt. Die Onkel waren alle „gefallen“. In dieser Generation wurde nicht darüber geredet. Ich habe als

Kind darunter sehr gelitten, weil ich trotzdem die Angst und Trauer gespürt habe und in steter Sorge um meine Eltern war. Schon deshalb wollte ich es anders machen. Ob es besser oder richtiger ist, weiß ich nicht. Ich weiß nur, dass es nie eine komplett richtige Erziehung geben kann und alle Eltern ihren Kindern auch ihre eigene Unfähigkeit zumuten müssen.

Wenn es im Leben wichtig ist, sich selbst treu zu sein, und es in meinem speziellen Fall eben dieser Weg ist, mit dem ich mir treu bleiben muss, dann muss ich es den Kindern sagen. Beizeiten, damit sich jedes Kind langsam daran gewöhnen und mir nicht vorwerfen kann, es wäre zu wenig Zeit für den Abschied geblieben. Ich entschied mich, mit jedem unserer drei Kinder einzeln zu sprechen. Das war gar nicht so einfach, denn die Zeiten, in denen wir zusammenkommen, sind ausgewählt und nicht mehr so häufig wie früher. Seitdem alle ihre Berufe ausüben und aufwändige Hobbys pflegen, sind Zusammenkünfte etwas Besonderes. Den ersten Versuch wagte ich im Spätsommer 2017, als unsere Tochter zu Besuch kam.

August 2017

Ich habe mich tatsächlich getraut, mit unserer Tochter zu sprechen. Obwohl sie die Jüngste von allen ist, hatte ich spontan den Eindruck, dass sie mich versteht. Ich war überrascht, wie leicht es mir jetzt ist, jetzt wo sie erwachsen ist und ich spüre, dass sie in ihrem Leben gut gelandet ist. Es war mir möglich, ihr ehrlich zu sagen, was mich bewegt. Ich musste mich nicht mehr rechtfertigen. Unser Gespräch entfaltete sich als wunderbarer Dialog, in dem ich auch von ihr erfahren durfte, was sie glaubt und lebt. Eine kostbare

Begegnung. Eine zugegeben schwierige Frage hatte ich an Sie, die sie mir nicht spontan beantworten konnte: „Was möchtest du unbedingt noch mit mir erleben oder machen, solange ich noch hier bin?" Am Tag darauf im Café gab es eine Lücke im Gespräch. Da schob ich „fast beiläufig" meine Frage vom Tag zuvor ein, und sie antwortete völlig selbstverständlich: „Ich möchte, dass du mir noch mehr von mir erzählst, wie ich klein war." Ich war erfüllt von ihrem Wunsch und auch davon, dass es eben nicht die große Reise ist, die man mit seiner Mama macht, sondern dieses einmalige, was einem nur die eigene Mutter erzählen kann, was Beziehung und eigenes Wachstum ausmacht. Grade derzeit beschäftigt sie sich wieder stärker mit ihrer eigenen Persönlichkeit. Welch große Aufgabe habe ich hier noch vor mir. Später, als ich erschöpft vom Stadtbummel in der Umkleidekabine saß, während sie Jeans anprobierte und meine Meinung erbat, spürte ich, dass ich die doppelte Liebe jetzt noch für mein Kind geben möchte. Nicht doppelt so viel, aber doppelt gehaltvoll. Mit der Liebe gewogen und genau gespürt, was sie von mir noch braucht. Ich muss mich dafür an etlichen Stellen zusammenreißen, aber ich muss kein Theater mehr spielen. Sie spürt selbst sehr fein und weiß, was los ist. So habe ich mich auch nicht mehr angestrengt ihrem flotten Schritt zu folgen, für den ich einfach keine Luft mehr habe. Ich habe gesagt: „Ich kann nicht mehr so schnell" und sie lief langsamer, obwohl so langsam wie ich, das schaffte sie dann doch nicht, ein bisschen war sie immer voraus, aber das war in Ordnung.

Kurz vor unserem Abschied fragte ich sie dann noch mal, wie es für sie sei, mein Statement für ein mögliches baldiges Ende. „Ich glaube, ich habe es noch nicht wirklich an mich herangelassen und realisiert", meinte sie. „Das ist völlig in Ordnung für mich", antwortete ich ihr, „aber wir haben begonnen, ehrlich darüber zu sprechen. Lass dir Zeit, noch bin ich hier und wer weiß, vielleicht halte ich es doch länger aus, als ich jetzt meine." Sie lächelt tapfer. Am Nachmittag, als wir uns innig umarmen und uns verabschieden, weil sie nun weiterreist, haben wir hinter unseren Sonnenbrillen beide traurige Augen. Ich nehme mich zusammen und weine erst, als ich alleine bin und meiner Wege ziehe. Ich weine, zu meiner eigenen Überraschung nun doch heftig und fühle den vollen Schmerz, den es kostet, sich von seinem Kind womöglich bald ganz verabschieden zu müssen. Diese Sorte Schmerz tut verdammt weh. Ich habe keine Angst vor meinem Ende, aber den schon begonnenen Abschied von meinen Lieben spüre ich nun doch als gewaltig schmerzlich. Alle Gefühle dürfen, nein müssen sein und hierfür verbrauche ich nun doch 2% von meinen restlichen 10% Tapferkeit. Bleiben noch 8%. Ich bin gespannt für was ich die noch brauche und womöglich aufsparen sollte.

Mit unseren beiden Söhnen sprach ich erst am Ende des Jahres 2017. Ich habe bei jedem Gespräch versucht, wieder in meiner Stimme klar und ruhig zu bleiben, was sich schlagartig änderte, als die Tränen flossen. Und obwohl ich meinen Mann schon länger mit meinen Gedanken, sterben zu wollen, vertraut gemacht hatte, flossen auch bei ihm wieder die Tränen, als ich ihn einweihen musste in mein inneres Fühlen, dass meine Zeit auf diesem Planeten gezählt sei und es möglicherweise schneller mit mir zu Ende gehen werde, als wir uns das wünschen. Im Februar 2017 hatte ich „die Grippe“, und es dauerte Wochen, bis ich wieder einigermaßen zu Kräften gekommen war. Er hat erneut miterleben können, wie wenig Kraft noch in mir steckte und wie viel Mühe es ihn kostete, immer wieder geduldig und liebevoll zu mir zu sein. An manchen Tagen meinte ich auch zu spüren, wie sehr es ihn genervt hat, immer wieder Rücksicht nehmen zu müssen. Obwohl wir nun schon so lange mit diesem Umstand leben, trifft es für mich den wundesten Punkt einer Beziehung immer wieder auf's Neue. Ich fühle mich dann schlecht. Denn ich will es doch auch nicht, dass ich diejenige bin, die immer wieder einen Strich durch die Rechnung machen muss. In solchen Momenten wird mir der Freiheitsbegriff so wichtig. Frei zu sein ist das höchste Gut. In einer Ehe ist das aber manchmal eine Illusion. So wundervoll das tiefe Vertrauen ist, so sehr wird im Falle einer Krankheit der Partner zum Schicksal des anderen. Das anzunehmen, ist für beide Partner schwer. So sieht es auch Birgit Ehrenberg, die in ihrem Buch der Fragestellung nachgeht, was mit der Liebe passiert, wenn der Partner zum Pflegefall wird. Sie prüft genau, was es mit dem Versprechen, immer für den geliebten Menschen da zu sein, auf sich hat, wenn sich das eigene Leben in den Dienst der Gesundheit des Partners zu stellen hat. Verschiedene Paarlebensläufe zeichnet sie einfühlsam und ehrlich auf (*Ehrenberg 2018*). Auch wir haben jetzt lange geübt, uns in der Liebe dem anderen ehrlich zuzumuten. Immer wieder auf's Neue. Jedesmal aber, wenn ich es wage, erlebe ich, dass wir noch tiefer zusammenwachsen. So sprach ich damals immer wieder noch etwas spaßig davon: „Wenn es nicht besser wird, dann gehe ich auf die Alm und höre auf, zu essen und zu trinken.“ Die Alm wurde als schöner Ort in der Natur eine zeitlang zum Synonym für meine Idee, die damals noch nicht so gefestigt in mir lebte. Wenn ich mich wieder schlurfend auf's Sofa begab, musste ich nur sagen, „ich gehe auf die Alm“, dann wusste mein Mann, wie ich drauf war. Er war dann immer sehr lieb zu mir, und ich erkannte, dass er mich verstand. Er hatte im Jahr zuvor auch mehrere Operationen zu überstehen gehabt und konnte endlich nachvollziehen, wie schrecklich es sich anfühlt, wenn die Lebenskraft niedrig ist. Dann kam der Moment, in dem ich auch mit ihm ehrlich und offen reden musste. Ich gestehe, dass ich mich davor am meisten gefürchtet habe, weil es mir selbst so weh tat.

April 2017

Endlich habe ich mit meinem Mann offen und ehrlich darüber gesprochen. Ich habe ihm gesagt, dass ich keine Kraft mehr habe, mich ihm zuliebe zu quälen. Er muss dann ohne mich klar kommen. Ich räume auch alles auf, damit er wenig Arbeit danach hat. Er hat geweint. Er weint sehr selten. Ob ihm schmerzlich bewusst wurde, dass es doch schön ist mit uns und es klar ist, dass er derjenige ist, der irgendwann übrig bleiben wird? Hat er geweint, weil es für ihn hart wird? Alleine, ohne meine Liebe, mein Bemühen, mein stetiges immer wieder Lichtfunken in den Tag zaubern? Sein Weinen hat mich tief berührt. Auch ich habe geweint, weil ich den ganzen Schmerz fühlte und unsere Liebe, die nun schon über 40 Jahre dauert, enden wird. Die goldene Hochzeit schaffen wir wohl nicht mehr. Gleichzeitig ergriff mich eine tiefe Freude. Endlich habe ich mich getraut, mit ihm zu sprechen, schon lange ist es in mir. Kann ich ihm meinen Weg zumuten? Aber warum nicht. Wird es leichter zumutbar, wenn wieder der Hammer KREBS zuschlägt oder sonst irgendeine Krankheit? Akzeptieren wir es dann eher?

Bei den Freunden und Freundinnen übte ich mich in unterschiedlicher Weise. Bei einigen startete ich erst einmal einen Testballon, um die Reaktion abzutasten. Ich rückte noch nicht mit der ganzen Wahrheit heraus, sondern erzählte nur von meinem Vorhaben, irgendwann einmal mittels Sterbefasten von dieser Welt scheiden zu wollen. Für viele ist diese Vorgehensweise, wenn ich es mal so nennen darf, noch unbekannt. Außerdem erzählte ich, dass ich keinerlei Medizin mehr in Anspruch nehmen werde und alle Vorsorge eingestellt habe. Die Reaktionen waren durchweg positiv im Sinne von „sie könnten mich verstehen“. Einige versuchten, mich noch umzustimmen und mir das Leben schmackhaft zu machen. Sie glaubten mir nicht, dass ich es so ernst meinen würde. Ich ließ sie erst einmal in dem Glauben, dass ich es mir durchaus noch überlegen würde. Und alle waren wirklich traurig, mich dann nicht mehr um sich zu haben, und zeigten mir das auch. Es rührte mich sehr an, aber ich übte, diese Traurigkeit bei ihnen zu lassen. Denn es ist ihre Trauer. Meine Trauer ist anderer Natur.

Mit einigen sehr vertrauten Freundinnen sprach und spreche ich immer wieder intensiv und sehr gezielt. Das tat gut, denn ich erhielt spontan die Zusage, dass sie mich unterstützen würden, wenn es denn nötig sei. Das erzeugte eine ganz neue Idee in mir, denn natürlich bräuchte ich ja sicher auch Menschen, die mich begleiten und bei denen ich mich so wohl und vertraut wüsste, dass ich entspannt bleiben könnte. Ich bräuchte quasi Hebammen für meinen Geist. Menschen, die mich ermutigen durchzuhalten, sollte das nötig sein. Ein schöner Gedanke, den ich später noch vertiefen werde. Eine Freundin warnte mich, ich solle aufpassen, denn für mich sei es so normal geworden, über das Sterben zu sprechen, und ich sei schon so tief im Thema verwurzelt, dass ich Gefahr liefe, mein Gegenüber in seinen Gefühlen zu verletzen. Sie selbst habe es so empfunden, denn sie finde es „richtig scheiße", dass ich gehen werde, und sie möchte mir das auch zeigen dürfen. Sie wünsche sich, mich noch lange hier zu haben, weil ich ihr so wichtig geworden sei, und sie meine Art, Mensch zu sein, so liebe. Ich dankte ihr dafür, sie hatte tatsächlich den Nagel auf den Kopf getroffen und letztlich, wenn ich ganz ehrlich bin, finde ich es ja auch jammerschade, dass ich mich zum Gehen entscheide. Wüsste ich einen besseren Weg, ich würde ihn nehmen. Nur hat sich dieser Weg bisher noch nicht vor mir aufgetan.

Es gibt aber auch viele Menschen in meinem Umfeld, bei denen ich spüre, dass sie mit meiner Perspektive gar nichts anfangen können. Das respektiere ich und lebe ihnen vor, dass ich das Leben liebe. Jeder bekommt das von mir, was er haben möchte. Ich fühle mich nicht verantwortlich dafür, mich allen gegenüber erklären zu müssen.

Am Weihnachtsfest 2018 nutzte ich die Gelegenheit, weil wir alle zusammen waren, für ein erstes gemeinsames Gespräch mit meinem Mann und unseren Kindern. Ich wollte ihre Meinung zur Beerdigung wissen. Wir haben ein altes Familiengrab in Darmstadt. Dort liegen alle Mehnes, bis zu den Großeltern meines Mannes. Lange war mir klar, dass ich selbstverständlich auch dort hineingehöre. Doch in den letzten Monaten bemerkte ich, dass dies nicht zu mir oder zu uns passen würde. Wir sind alle keine Friedhofsgänger. Es wäre also nicht der Ort der Erinnerung, wie man sich das landläufig so wünscht. Wir haben unsere Toten tatsächlich in den Herzen und spüren sie dort. Wäre eine Naturbestattung am Fußes eines Baumes, oder eine Wiesenbestattung die richtige? Mir würde es auch gefallen, wenn meine Asche direkt in die Natur gegeben würde und dort, wo es erlaubt ist, also zum Beispiel in der Schweiz, auf einer schönen Alp verstreut würde. Diese Ideen wollte ich abprüfen, denn ich finde, das kann ich nicht alleine entscheiden. Meine Kinder fanden meine Vorschläge tatsächlich sehr schön und gaben mir zu verstehen, dass ich alles so machen solle, wie es für mich stimme. Sie würden mit allem klarkommen, nur damit nicht, wenn ich jetzt bei jedem Treffen dieses Thema ansprechen würde. Das würde sie zu sehr belasten. Ich war betroffen, und schließlich saßen wir wieder alle da und weinten. Es tat weh, aber auch wohl. Jedenfalls mir und ich dachte daran, ob es möglich sei, Trauer auch vorweg zu leben? Als wir alle wieder lachen konnten, nahm mich mein einer Sohn zur Seite. Er war wütend. Ja, Trauer macht auch wütend, dachte ich, und er sagte noch mal zu mir: „Mach einfach dein Ding, aber lass mich mein Leben machen. Ich kann nicht ständig daran denken, dass meine Mutter bald sterben wird. Ich muss leben!“ Diese Lektion saß, aber ich bin dankbar, sie erhalten zu haben. Das muss ich aushalten. Dazu bin ich auch bereit, denn ich liebe meine erwachsenen Kinder, und zur Liebe gehören alle Gefühle.

In der Zwischenzeit hat sich zumindest zwischen meinem Mann und mir eine „Normalität“ dem Thema gegenüber eingespielt. Wir können sehr lebensfroh und heiter sein, ja sogar bewusst dankbar, und trotzdem hat mein Sterben einen Platz bekommen. Wir leben vielfältig miteinander, eigentlich ganz wie immer, denn den Tod haben wir ja nun schon lange im Gepäck. Kürzlich beim Einkaufen kamen wir in der Wäscheabteilung eines Kaufhauses vorbei. Ich zeigte ihm neue Unterhemden und meinte: „Schau mal, deine alten sind schon so dünn geworden. Bevor ich gehe, will ich dir unbedingt noch neue Unterhemden kaufen." Als wäre es das normalste von der Welt, kauften wir neue Unterhemden. Im Inneren machte ich ein Häkchen hinter dieses Thema, welches ich auf meiner To-do-Liste stehen hatte. Ich spürte so viel Frieden und Glück in mir, ein Lebensgefühl, das mich warm umhüllt.

Erfüllung letzter Wünsche

In den letzten Jahren haben sich mehrere Vereine gebildet, die Schwerstkranken, deren Lebenstage gezählt sind, dabei helfen, einen letzten Wunsch im Leben zu erfüllen. Was wünscht sich der Kranke am Ende seines Lebens noch sehnlichst? Was will sie oder er unbedingt im Leben noch tun oder erleben, um beruhigt und zufrieden auf den eigenen Lebensweg zurückblicken zu können? Was also könnte dieser letzte Wunsch sein? Vielleicht eine Reise, ein Konzert- oder Kinobesuch, ein Fußballspiel des Lieblingsvereins, die Aufzeichnung der eigenen Lebensgeschichte, ein Treffen mit Freunden oder der Besuch eines Ortes, an dem man glücklich war? Oder gar eine versöhnliche Wiederbegegnung? Die Liste könnte endlos fortgeschrieben werden. Es geht hier oft um leicht zu erfüllende Wünsche. Warum wagen wir also nicht, uns diese Wunschfrage vielleicht einmal im Monat, am Geburtstag oder am Jahresende zu stellen und nicht erst in Anbetracht des nahenden Todes? Auch wer noch jung und gesund ist, kann sich doch an den Gedanken wagen, dass es bald vorbei sein könnte, und sich dann fragen: Was möchte ich am Ende meines Lebens getan haben? Wie will ich gelebt haben? Warum tun viele Menschen das nicht? In jedem Geschäft wird Inventur gemacht, warum nicht im eigenen Leben? Warum schieben wir unsere Wünsche so oft auf? Warum sind wir oft so mutlos? Und dabei meine ich nicht dieses moderne „Man muss unbedingt seine Träume leben, sonst war das Leben sinnlos“. Nein, ich spreche von kleinen machbaren und bezahlbaren Möglichkeiten, die das Leben so lebenswert machen können und auf die man so oft verzichtet. Es ist mir aber durchaus klar, dass einige Wünsche erst am Lebensende auftauchen. Vielleicht braucht es zur Erfüllung dieses letzten Wunsches eben das Gefühl des Unwiederbringlichen? Und für alle Prokrastinierer, also „Aufschieber“, in dieser Welt gibt es eben diese letzte Minute, ohne die viele Werke niemals zur Vollendung gelangt wären. Für alle gibt es heutzutage glücklicherweise die oben erwähnten Vereine, die dann noch helfen können, wenn die Lebenskraft schon fast geschwunden ist. Wünsche kann man natürlich auch nur so haben: Einfach von etwas träumen, was gar nicht notwendigerweise erfüllt werden muss. Denn nichts ist zwingend notwendig! Wünsche und Träume machen unser Leben auch rund und schön. Deshalb fände ich es für jeden eine gute Sache, über seine Wünsche nachzudenken und mit seinen Liebsten oder Freunden darüber zu sprechen. Und wie wäre es mit einer „Löffelliste“? Eine Liste der letzten Wünsche schwarz auf weiß vor sich zu haben, bevor man seinen Löffel abgibt, kann helfen, Prioritäten zu finden und zu setzen. In diesem Zusammenhang wurde ich auf die Künstlerin Candy Chang aufmerksam. Sie hat durch einen Todesfall und nach einer langen Phase der Trauer und Depression im Jahr 2011 in New Orleans an einem verfallenen Haus ein öffentliches Kunstwerk geschaffen, das inzwischen in weiteren siebzig Ländern installiert wurde. Mit Tafelfarbe bemalte sie die Mauer eines verfallenen Hauses und zog Striche darauf, wobei immer wieder der Satz stand: „Bevor ich sterbe, möchte ich … “. Jeder, der vorbeikam, konnte mit einem Stück Kreide den Satz vollenden und seine Vorstellungen mit der Öffentlichkeit teilen. Zu Chang's Überraschung war die Mauer am nächsten Tag vollständig ausgefüllt. Alle konnten Sätze lesen, wie: „Bevor ich sterbe, möchte ich … meine Tochter sehen, für Millionen singen, alle Unsicherheiten aufgeben, meine Frau zurückholen, alle Kohlenhydrate essen, die ich will, meiner Mutter sagen, wie sehr ich sie liebe, die Blätter der Bäume bewundern, Liebe wieder leichtsinnig erleben, meinen Kindheitsträumen folgen, ganz ich selbst sein“ (*Chang 2011*). Das hat mich sehr inspiriert, und ich wünschte mir, dass es auch andere zur Inspiration animiert. Immer wieder zu fragen, was möchte ich machen, bevor ich sterbe? Denn diese Frage lockt kleine Wünsche in uns hervor, die dann wiederum zu etwas Großem erwachsen können.

Ob Wandtafel oder Löffelliste, was mich betrifft, so habe ich nur noch wenige oder besser viele kleine Wünsche. Meine Löffelliste ist relativ kurz. Jenseits aller innigchen Wünsche für meine Familie und mich möchte ich einmal im Jahr am Meer oder in den Bergen sein. Grundsätzlich will ich so viel wie möglich in der Natur sein, dafür aber keine weiten Reisen mehr unternehmen müssen. Ich möchte oft einfach nur dasitzen, das magische

Gefühl der Liebe spüren und es weitergeben. Ich möchte schöne tiefe Gespräche führen und Menschen dabei im Inneren begegnen. Ich will das Gute in den Menschen achten, denn ich weiß, dass es in jedem von uns wohnt. Ich wünsche mir, wissend und sogar ein bisschen weise zu werden und noch ruhiger und gelassener dem Lauf der Welt gegenübertreten zu können. Ich wünsche mir noch genug Zeit und Kraft, weiterhin Schönes mit anderen teilen zu können. Ich wünsche mir noch viele kleine Dinge tun zu können, wie das Unkraut in meinem Patenbeet unserer Stadt vor dem Haus zu entfernen, schöne Geburtstagspäckchen zu packen oder einfach nur Fremde anzulächeln, wenn sie mir entgegenkommen. Ich möchte mithelfen, die Ängste, die uns Menschen überall auf der Welt gemacht werden, in Mut umzuwandeln und annehmen zu können, dass wir nur diese Welt haben und dass es niemals in der Menschengeschichte ohne Sorgen und Nöte zuging. Ich wünsche mir, noch ein wenig dazu beitragen zu können, den Menschen die Angst vor dem Sterben und dem Tod zu nehmen. Doch eigentlich bin ich wunschlos glücklich, denn ich habe die Welt in mir, auch wenn ich im Außen nicht alle Teile bereist oder erlebt habe. Ich fühle die Fülle im Inneren und wünsche mir, dass ich bis zum letzten Atemzug nicht vergesse, dankbar zu sein.

Mai 2019

Jetzt sind wir über 1000 Kilometer gefahren und sitzen hier und frieren. Welch maßlose Enttäuschung, nach all dem Stress, den ich noch einmal auf mich genommen habe, um am Meer zu sein. Außerdem war mein großer Traum – bei meinem persönlichen Abschied vom Meer – noch ganz oft darin zu schwimmen und mich dabei so grenzenlos glücklich zu fühlen, wie seit Kindertagen. Ich war schon mit meinen Eltern jedes Jahr im Sommer am Meer. Seither fühle ich mich zwar als Winzling in diesem großen Wasser, aber gleichzeitig absolut frei und geborgen. Und jetzt regnet es hier wie aus Kübeln, selbst die Einheimischen sind ratlos und sagen uns, dass sie das im Mai nicht kennen. Es trotzdem ins kalte Wasser zu wagen ist zu riskant für mich. Meine Körpertemperatur kann ich schlecht regulieren. Ich kühle sofort aus und Hände und Füße werden kreidebleich und sterben fast ab. Dann brauche ich Stunden bis ich wieder einigermaßen warm bin. Außerdem bekomme ich ein solches Muskelzittern, dass ich auch nicht schwimmen kann. Freiheit im Meer sieht anders aus.

Zwei Tage war ich missmutig. Dann siegte mein Fähigkeit, das Gute im Schlechten zu sehen. Ich überlegte, ob sich die Investition in einen Neoprenanzug, auch auf die Gefahr hin, dass ich ihn nur einmal trage, noch lohnen würde. Ich bin noch nie mit einem solchen Teil geschwommen. Zwei Stunden, zusammen mit meinem Mann in einer viel zu kleinen Umkleidekabine brachten die Wende. Nach etlichen Versuchen das passende Teil auch alleine an- und wieder auszukriegen, und der ständigen Abwägung der Sinnhaftigkeit dieser Investition trug ich eine Tüte, in der auch noch Neoprenhandschuhe und Schwimmflossen enthalten waren, zum Auto.

Beim ersten Versuch – ich war was ein Glück ganz alleine – schämte ich mich schrecklich mit dieser

Ausrüstung. Mein Mann fotografierte dieses Event, das Foto war dann gar nicht so schlimm, wie ich mich gefühlt hatte. Siebenmal schaffte ich es dann doch, im Meer zu schwimmen, mit Überwindung versteht sich, denn kalt ist es zu Beginn trotzdem. Nach den ersten Zügen setzte mein Glücksempfinden, dieses wohlige Sein, ein: ganz alleine im Wasser, mit Blick auf ein paar ankernde Segelboote am Horizont. Nur ich, noch mit allem, was ich bin und habe, aufgehoben im Meer. Noch reicht die Kraft für diese Bewegungen, die sogar mit Hilfe dieser Ausrüstung viel leichter sind.

Was soll ich sagen? Es war nicht der Traumurlaub, wie sonst all die Jahre. Ich war trotzdem glücklich, weil ich gewagt habe, mir noch einen wichtigen Wunsch zu erfüllen. Ein weiteres Häkchen auf der Löffelliste gemacht zu haben fühlt sich einfach gut an. Es lohnt sich immer, genau zu prüfen, was wichtig ist. Und wem ich den Anzug mal vererbe, weiß ich auch schon. Vielleicht werde ich ihn, jetzt wo ich ihn habe, doch noch öfters nutzen.

Leben bis zum Schluss

Wie schön, noch auf der Welt zu sein!

Dieses Kapitel zu schreiben freut mich besonders. Denn oft bemerke ich, sobald das Thema Sterben und Tod auf dem Plan steht, ändert sich sofort die Gemütslage. Oder anders formuliert: Wer stirbt, hat nichts mehr zu lachen. Das Gegenteil jedoch ist bei mir in vielen Momenten immer noch der Fall. Denn trotz meines Wissens über meinen Tod, oder besser gerade deswegen, verspüre ich immer noch eine Freude über mein Leben und mein Da-Sein, dass ich an manchen Tagen schlicht glücklich bin, noch hier zu sein. Tut mir mal ausnahmsweise nichts weh oder schaffe ich es, dass mir meine Schmerzen einfach egal sind, dann bin ich wirklich nur froh. Was soll's, ich kann es nicht ändern, aber deshalb ist das Leben trotzdem schön. Nur weil ich vielleicht gerade Pech habe, heißt das doch noch lange nicht, dass auch mein Glücksempfinden gänzlich verschwunden sein muss. Vielleicht hat das Glück jetzt mal ein anderer oder es ist bei mir im Ruhemodus, den ich aber jeder Zeit selbst reaktivieren kann. Vielleicht gehöre ich zur Gruppe der Personen, die genetisch wenigstens eine kleine Portion Resilienz geschenkt bekommen hat? Unter dieser viel diskutierten Resilienz versteht die Psychologie eine innere Widerstandskraft, die einem Menschen hilft, Konflikte, Niederlagen, Misserfolge oder eben eine schwere Krankheit zu überstehen. Man spricht landläufig auch vom Immunsystem der

Seele. Diese Resilienz lässt sich mit therapeutischer Unterstützung in einem gewissen Umfang erlernen, trainieren oder erweitern. Denn neuere Forschungen zeigen, dass es ein posttraumatisches Wachstum (posttraumatic growth) gibt. Dieses Wachstum zeichnet sich dadurch aus, dass es zu einer persönlichen Reifung nach einem schweren Trauma kommen und die Wirkung des Traumas in eine positive Bilanz transformiert werden kann (*Schopper 2018*). Viktor Frankl ist für mich ein lebender Beweis und ein großes Vorbild meines Jahrhunderts. Sein weltberühmtes Buch „... trotzdem Ja zum Leben sagen. Ein Psychotherapeut erlebt das Konzentrationslager“ habe ich voller Bewunderung im Jahr 1999 verschlungen. Auch für ihn spielt die unabdingbare Freiheit eine große Rolle, weil sie den Menschen befähigt, „sich zu den gegebenen Verhältnissen so oder so einzustellen“ (*Frankl 2000,* 108). Für ihn gilt: „Wenn Leben überhaupt einen Sinn hat [...] – genauso wie das Schicksal und das Sterben. Not und Tod machen das menschliche Dasein erst zu einem Ganzen“ (S. 110). Für mich gilt dieser Sinn hin zu einem Ganzen auch. Der Sinn entfaltet sich jeden Tag auf's Neue, obwohl ich die Diagnose und situationsbedingt auch die entsprechenden Symptome einer posttraumatischen Belastungsstörung habe. Denn ich meine, zumindest was mein Glücksempfinden betrifft, dass ich mir dafür eine Form der Resilienz erworben habe. Selbst die Tage und Wochen, die ich als Bürde empfinde, wie ich es im Prolog schrieb, muss ich ja irgendwie überstehen. Auch hier ist die einzige sinnenhafte Freude, mein Glücksempfinden zu aktivieren. Ich sehe es auch nicht ein, mir dies nehmen zu lassen. Es ist meine Quelle, mit der ich überhaupt bis hierher gelangt bin. Dafür habe ich an mir gearbeitet und nichts unversucht gelassen. Denn ich habe, wie schon erwähnt, 2017 beschlossen, keine weiteren medizinischen Untersuchungen durchführen zu lassen und vor allem endlich damit aufzuhören, mich zu quälen. Mich zu quälen macht einfach keinen Sinn mehr! Und tatsächlich hat meine Lebensqualität sogar wieder leicht zugenommen! Ich habe in den letzten 24 Jahren wirklich alles ausprobiert, was möglich war. Komplementärmedizin, anthroposophische Medizin, Osteopathie und auch verschiedene Geistheiler habe ich besucht. Manches hat kurzfristig geholfen oder einen Reiz gesetzt, um neue Entwicklungsschritte zu ermöglichen. Drei Jahre habe ich auf Grund von Studienergebnissen und dem Raten meiner damaligen Ärztin sogar mit dem Wirkstoff Methylphenidat, der im bekannten Medikament „Ritalin“ enthalten ist, experimentiert (*Schild 2009*). Meiner chronischen Müdigkeit konnte ich so ab und an ein Schnippchen schlagen und die Ausdauer, sowohl mental als auch körperlich, war verblüffend besser. Manchen Vortrag habe ich mit dieser Krücke besser halten können, weil ich am Abend noch Reserven mobilisieren konnte, die sonst nicht verfügbar waren. Die Wirkung hielt bei mir auch mit niedriger Dosierung für vier Stunden an. Danach kippte ich von jetzt auf gleich umso stärker in die Erschöpfung zurück. Den Preis für diese vier Stunden Wachheit zahlte ich mit heftigen Nebenwirkungen wie Schwindel, Herzrasen und Unruhe, sodass ich das Medikament schon länger nicht mehr nutze. Zudem ist man als Krebspatient zu einem Lebensstil gezwungen, der „bloß nicht wieder einen neuen Krebs“ auf den Plan ruft. Täglich Medikamente und Vorsorge hier, Nachsorge dort, Immunsystem stärken, Darm sanieren, Stressmanagement, Bewegung und Krafttraining und endlos fort. Alles habe ich willig und eisern befolgt und alles Erdenkliche mitgemacht. Außerdem dafür sehr viel Geld bezahlt. Unser Gesundheitswesen, eines der besten, die es gibt, bezahlt leider vieles nicht. In meinen Augen werden Therapien bezahlt, die ich für unnütz erachte, und die Methoden, die mir immerhin zeitweise Linderung verschafften, wie z. B. die Osteopathie, werden nicht bezahlt. Zehn Jahre meines Lebens habe ich in mühsamer Kleinarbeit damit zugebracht, meine schlabbrige Muskelmasse wieder in Form zu bringen. Medizinisches Krafttraining nennt sich das, und ja, es hat geholfen. Aber für den Preis, dass ich nach jedem Training mehr als einen ganzen Tag zur Regeneration brauchte. An diesem einen Tag danach ging es mir jedes Mal so schlecht, dass ich wohl oder übel auch meine immer schwächer werdende Tapferkeit anzapfen musste. Damit ist jetzt Schluss! Den Rest an Tapferkeit werde ich mir aufsparen. Ich habe nun in Absprache mit meiner Ärztin auch mit diesem Krafttraining aufgehört. Mein Alltag ist oft schon „Übertraining" genug. Und siehe da, seitdem ich aus diesem Trainingsprogramm ausgestiegen bin, fühle ich mich etwas besser. Vielleicht ist es auch dieses große Gefühl, endlich frei sein zu dürfen und das Korsett des „um jeden Preis Gesundwerdenmüssen" abgelegt zu haben, ähnlich den Patienten auf den Palliativstationen. Sie blühen dort oft für kurze Zeit noch einmal richtiggehend auf, wenn Medikamente abgesetzt werden und man medizinisch gründlich prüft, welche Medikation die Patienten überhaupt noch brauchen. Es geht doch immer um die Frage, was der Nutzen eines Medikamentes oder einer Trainingsmethode ist? Das Therapieziel muss passen und eine Verbesserung erwirken. Mit aller Macht verlängerte Lebenszeit geht auf Kosten von verbleibender Lebensqualität. Das ist meines Erachtens eine bedeutende medizinphilosophische Fragestellung. Meine Haltung dazu ist klar: Ich bin für freudige

Lebensqualität. Und nicht für schwer erlittene Lebensdauer.

Wenn ich nur noch eine überschaubare Zeit habe, dann möchte ich die auch so leben, wie es sich für mich gut anfühlt. Basta. Wenig Bewegung ist für mich besser. So ist es nun mal, auch wenn die Wissenschaft behauptet, dass es anders sein soll. Ich habe trotzdem keine Depressionen. Mit meinem elektrischen Fahrrad muss ich nur so viel Muskelkraft einsetzen, wie ich kann. Und wenn mir auch das zu schwer fällt und es mir vor allem zu kalt ist, dann bleibt auch dieses wundervolle Vehikel stehen. Ich esse jetzt nur noch das, was ich vertrage und worauf ich ein bisschen Lust verspüre. Und wenn die Nährstoffzusammensetzung unzureichend ist, dann ist mir auch das egal. Es kann sich keiner vorstellen, wie lange ich manchmal brauche, um überhaupt zu wissen, worauf ich Appetit habe. Ich frage meinen Bauch und warte auf Reaktion. Oft verspüre ich nur Ekel und Widerwillen auf das Essen. An vielen Tagen bin ich glücklich, wenn ich nur gekochte Möhrchen oder Butterkartoffeln esse. Mehr brauche ich nicht. Manchmal habe ich Lust auf ein Stück Kuchen. Sehr selten, aber es kommt vor. Dann genehmige ich mir diese Portion „Süßkram“ und versuche zu genießen. Leider muss ich diesen Genuss dann büßen. Egal, dann ist es halt so. Trotz allem nehme ich einige Medikamente natürlich weiter ein, denn ohne sie, da bin ich sicher, wäre mein Optimismus bald versiegt. Diese Medizin werde ich erst zum Schluss absetzen. Und das bespreche ich dann mit meiner Ärztin, sobald es losgehen soll. Mit medizinischem Cannabis in Kapselform habe ich mittlerweile gute Erfahrungen gesammelt und ich gönne mir obendrein auch öfters ein Schmerz- oder Schlafmittel. Das Schlafmittel brauche ich gelegentlich zur „Synapsenentkopplung“, wenn ich vor lauter Erschöpfung, auch wenn ich hundemüde bin, nicht in den Schlaf finde. Es ist ja nun auch egal, wie schädlich das Zeug angeblich ist. Ich will hier allerdings nicht zum selbst verordneten Medikamentenkonsum anregen, weiß ich doch, wie mühsam ein Entzug ist. Den habe ich auch hinter mir, weil man mir über Jahre Schlafmittel verordnete, die, wie ich leider viel später erst erfahren habe, ausgerechnet das Schlafzentrum zerstören und zu allem Elend auch noch abhängig machen. Aber da ich die Heldenrolle nicht mehr spielen will, kann ich mir diesen Krückstock ruhig ab und zu gönnen, dazu sind diese Stoffe schließlich entwickelt worden. Die Schulmedizin hat durchaus positive Errungenschaften zu bieten.

Ich empfinde Freude, wenn ich am Abend ins Bett gehen darf, noch nicht gestorben bin und wieder einen Tag in diesem Leben geschafft habe. Dabei denke ich gerne an Schopenhauers Spruch:

> *„Jeder Tag ist ein kleines Leben, zu welchem das Erwachen die Geburt ist und welches durch den Schlaf als Tod beschlossen wird. – So ist denn endlich auch das Einschlafen ein täglicher Tod und jedes Erwachen eine neue Geburt. Ja, um es ganz durchzuführen, könnte man die Unbequemlichkeit und Schwierigkeit des Aufstehens als die Geburtsschmerzen betrachten" (Schopenhauer 1977, 520).*

Das Aufstehen fällt meist schwer, weil ich oft noch unausgeschlafen mit Bauchspastiken, Übelkeit und Muskelschmerzen erwache. Aber wieder einen Tag vor mir zu haben macht mich dann doch dankbar, auch wenn er mühsam werden wird. Meine Mittagsruhe gönne ich mir täglich und es kommt vor, dass ich mir dafür sogar zwei

Stunden Zeit nehme. Im Liegen entspannen sich meine Innereien etwas leichter, denn ich muss mehrmals täglich Bauchmassagen durchführen, um den Inhalt des gelähmten Darmabschnittes zu bewegen. Ein kurzes Nickerchen oder auch ein Stündchen Schlaf ist einfach nötig, wenn die Nacht wieder mal um fünf Uhr endet. Mein Mann und ich lachen viel, weil es oft auch so heiter ist, wie jeder jetzt für sich lebt. Ansonsten habe ich den menschlichen Kontakt so reduziert, wie er mir gut tut. Zu viele Menschen sind einfach nicht mehr meines. Ebenso sind gesellschaftliche Ereignisse, wie Feiern und Einladungen, für mich wegen meiner körperlichen Beschwerden keine wirkliche Freude mehr. Heute gilt für mich das Motto: Möglichst keinen Stress mehr! Auch nicht im mitmenschlichen Bereich. So lebe ich wie eine „Zeitkönigin", obwohl ich weiß, dass ich gerade von dieser Zeit nur noch ein kleines Maß zur Verfügung habe. Als Königin werden mir oft Edelsteinmomente geschenkt, Momente oder kurze Zeitspannen, die mich tief im Herzen berühren. Das können ungeplante, überraschende Momente sein, in denen ich den Eindruck habe, auf einer seelischen Ebene mit einem Menschen aktiv und verbunden gewesen zu sein.

September 2017

Ich glaube es nicht, heute tut mir gar nichts weh, aber auch gar nichts, jedenfalls jetzt. Es ist noch Vormittag, am Abend sieht es oft anders aus. Ich fühle mich glücklich in mir. Das ist ein solch starkes Gefühl. Obwohl ich heute wieder mal eine Nacht hinter mir habe, in der ich oft aufgewacht bin, von der ich aber überraschend erfrischt erwacht bin. Ich stehe auf und spüre das Leben wieder neu. Das sind kostbare

Momente, es gibt sie nicht oft, aber heute ist es, wie ein Stück neugeboren zu sein. Ich denke sofort, wenn es jetzt noch weitere solche Tage geben sollte, willst du dann nicht doch noch lange leben? Ja, schreit es in mir, natürlich will ich das, aber es muss mir dann eben auch ein bisschen gut dabei gehen. Ich nehme dieses Gefühl in meinen Tag und ehrlich, ich bin glücklich und zum Heulen dankbar. Mit so wenig bin ich schon glücklich. Ich mache wieder jeden Handgriff ganz bewusst und achtsam. Jeden Schluck Tee trinke ich mit Hingabe und ich fühle mich in mir heiter und entspannt. So ist Leben wirklich schön, wunderschön. Ich bin gespannt, was mir der Tag noch bringt, denn noch ist er jung.

Schönreden ist selbstverständlich nicht gut. Denn bei aller Euphorie, die mir gestattet sei, gibt es weiterhin auch ernste Themen und trübe Tage durchzustehen. Der Aspekt des Vorsichtigseins sei hier aufgeführt. Denn ich lebe nicht nur glücklich, sondern natürlich auch begrenzt und auferlegt bewusst. Es gilt, mein Leben nicht in unnötige Gefahr zu bringen. Hier seien die üblichen Haushaltsunfälle erwähnt, die Haushaltsleiter, die wir oft so unbesorgt besteigen. Wir alle wissen und lesen es immer wieder in Zeitungen, dass die Unfallstatistiken seit Jahren betonen, die meisten Unfälle passieren zu Hause und in der Freizeit. Ihre Zahl ist somit höher einzustufen, als Verkehrsunfälle, die laut Robert-Koch-Institut in den letzten Jahren gesunken sind (*Robert-Koch-Institut 2015*). Das mag man nicht glauben, weil kein Tag vergeht, an dem in den Nachrichten nicht über Autounfälle berichtet wird. Für mich bedeutet das: Jetzt noch einen Knochenbruch oder einen Fahrradsturz – der Horror wäre ein Autounfall –

das wäre das Letzte, was mir passieren darf. Denn ein solcher Unfall zwänge mich natürlich wieder in ärztliche Behandlung, was ich ja unbedingt vermeiden will. Mir das Leben noch schwerer zu machen, als es eh schon ist, wäre eine sträfliche Dummheit und obendrein völlig überflüssig! Ich bin also sehr bewusst mit allem und lasse mir lieber helfen, als mich in Gefahr zu bringen. Mit einem Schmunzeln im Gesicht gehe ich durch viele Tage mit dem Liebesgedicht von Berthold Brecht. „Denn ich gebe acht auf mich, sehe auf meinen Weg und fürchte mich vor jedem Regentropfen, dass er mich erschlagen könnte" (*Brecht 2002*). Das Auto benutze ich kaum noch, nur bei kurzen, mir vertrauten Strecken und bei Tageslicht. Ich fühle mich absolut nicht mehr sicher, meine Konzentration verabschiedet sich bisweilen so schnell und unvorbereitet, dass ich kein Risiko eingehen kann. Außerdem bin ich nachtblind geworden. Die Übersicht auf Autobahnen zu behalten schaffe ich nicht mehr. So ist mein Radius bewusst eingeschränkt, aber das stört mich nicht. Es geht eben nur das, was geht. Oft frage ich mich, wie viel vermeidbares Leid möglich wäre, wenn wir uns nicht so oft grenzenlos überschätzen würden. Und immer wieder kommen plötzlich wunderbar überraschende Lösungen auf mich zu. Manchmal ist es unglaublich, welche glücklichen Fügungen sich dann doch ergeben, die ich zuvor nie für möglich gehalten hätte. Wenn ich alle Hoffnungen, zu einer schönen Veranstaltung zu kommen, schon in den Wind geschrieben habe, und sich dann doch jemand entschließt, mich zu begleiten und sogar im Auto mitzunehmen. Dann empfinde ich das als einen solchen Segen, der mein Resilienzkonto für das Glück aufpolstert.

Lieber gut geschminkt als vom Leben gezeichnet

Unter dieses Motto hatte ich mein Leben schon 1995 gestellt. Denn nach der zweiten Chemo waren meine Haare ausgefallen. Den letzten Rest hatte ich abrasiert, um einfach nicht mehr auszusehen wie ein gerupftes Huhn. Ich fand, dass mir die Haarlosigkeit sogar gut gestanden hatte. Oder besser gesagt, es hätte schlimmer sein können. Wann hat man als Frau schon mal die Gelegenheit, sich ohne Haare zu erleben? Ich zähle nicht zu den Menschen, die sich aus Selbsterfahrung oder aus stylischen Gründen die ganze Pracht mal eben abrasieren. Weil wir als Familie regelmäßig an Weihnachten zum Fotografen gegangen sind, und weil hübsche Fotos immer das beste Geschenk für die Großeltern abgaben, taten wir es auch damals. Für das offizielle Foto trug ich noch meinen blauen Hut, woraus dann auch „die Blaue-Hut-Phase" wurde. Wie schon erwähnt, trug ich die Perücke selten, sie kratzte, ich war mir auch eher fremd damit, und so probierten mein Mann und ich dann beim Fotografen noch verschiedene andere Aufnahmen, so ganz ohne meine Haare. Diese Fotos gefallen mir noch heute – sehen Sie den Beweis.

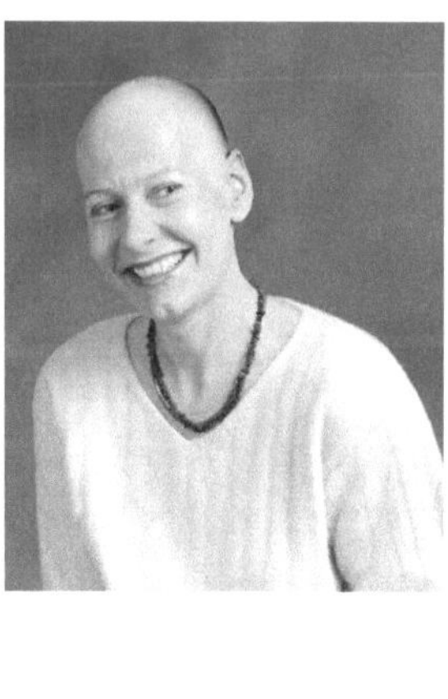

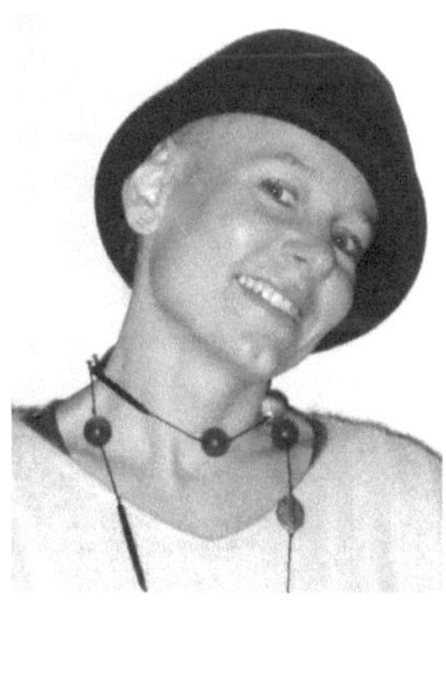

Diesen Beweis nutze ich auch für ein interessantes Phänomen. Viele Menschen wollen nicht glauben, dass es mir so schlecht geht. Ich sehe doch prächtig aus, das blühende Leben, höre ich oft. Ja, welch ein Glück, sage ich dann. Alles andere wäre doch grässlich. Und in der Tat, so frage ich, was beeinflusst, ob ein Mensch sterbenskrank aussieht? Hierzu habe ich viele Beobachtungen angestellt und bin zu folgenden Schluss gekommen: Es lässt sich von außen nicht nur am Gesicht festmachen, wie krank eine Person wirklich ist. Da ich weder rauche, noch Alkohol trinke und auf mich achte, viel an der frischen Luft bin, sehe ich natürlich ordentlich aus. Schminken mag ich mich nicht mehr, aber es gibt andere Möglichkeiten, wie durch passende Farben, seinen Ausdruck zu unterstreichen. Damals hatte das viele Cortison mir zu einem vollen und rosigen Gesicht verholfen und das geht vielen Kranken heute auch so. Außerdem strahlt man eben auch über die Augen und das Gesicht aus, welche Geisteshaltung in einem wohnt. Ob ich das will oder nicht, bei mir leuchtet eben das Glück, auch wenn es eine Pause macht, aus mir heraus, weil mir so bewusst ist, wie kostbar mein Leben ist. Diese Kostbarkeit beinhaltet auch, dass ich viele Jahre meines Lebens im stillen Kämmerlein mit Selbstzweifeln und Heulen beschäftigt war. Es reichte mir nicht, nur gesund zu sein, also den Krebs nachhaltig vertrieben zu haben. Ich wollte heil werden. Darunter verstehe ich, mich mit all meinen schwerwiegenden Lebensthemen so weit auseinander gesetzt zu haben. Ich verwende auch gerne den Begriff, die Ereignisse „transformiert“ zu haben, dass ich zu einer Form des inneren Friedens gelangt bin. Das war ein anstrengender und langwieriger Prozess. Er beinhaltete alle Emotionen, die sich in mir tummelten, anzunehmen und durch mich hindurch laufen zu lassen, so lange, bis sie mir nichts mehr anhaben konnten. Phasenweise hatte ich dabei auch therapeutische Unterstützung oder ich habe mich durch Bücher gefressen, die mir hilfreich erschienen.

> *„Viele Sätze, die ich lese, öffnen meine Schleuse und ich weine oft. Ich kann es nicht fassen, dass ich nach so vielen Jahren noch nicht damit aufhören kann. […] Zur Belohnung schleicht sich immer wieder das Glück in mich ein, weil ich weiß: Krankheit und Sterben können keine Strafe Gottes sein! Krankheit und Sterben sind der Schlüssel zum Licht" (Mehne, 2013, 156).*

Heil zu sein bedeutet für mich, im Inneren heil zu sein. Man kann heil sein, auch wenn der Körper krank ist oder sogar auf dem Weg ist, langsam zu sterben. Dieses Heilsein, und das kenne ich von Menschen, die dann gestorben sind, zeigte sich trotzdem in deren Gesicht. Das finde ich bemerkenswert, und wir sollten vielleicht darüber nachdenken, mit welcher Brille wir unser Gegenüber betrachten, wahrnehmen und bewerten.

Mit diesem Lebensgefühl, so hoffe ich, werde ich noch ein Weilchen unterwegs sein, egal, was andere von mir denken. Anfang des Jahres 2019 suchte ich mir eine neue Brille aus, eine neue Gläserstärke war angesagt, um weiter scharf sehen zu können. Es machte mir Freude, wieder darüber zu sinnieren, welchen Gesichtsausdruck ich hervorheben möchte. Eine Brille ist ja auch ein Schmuckstück. Zart soll es jetzt sein. Ich ertappte mich bei dem Gedanken, dass dies nun wohl mein letztes Brillengestell sein würde. Und ich musste einen kurzen Moment schlucken. Umso mehr soll sie mir gefallen, denn ich möchte, solange es geht, ein schönes Leben führen und mich selbst darin und mit mir wohlfühlen können. Bei anderen Anschaffungen frage ich mittlerweile, ob diese wirklich noch nötig sind. Denn wenn ich ehrlich bin, habe ich alles, was ich brauche. Von einigen Dingen eher zu viel. Mein Glücksempfinden aktiviert sich auch und wächst sich in große Dankbarkeit aus, wenn ich ab und an durch die Geschäfte streife, die bunte Vielfalt auf mich wirken lasse und sagen kann: „Das alles brauche ich nicht mehr!" Da ich ein Farbenjunkie bin, habe ich ausreichend gesammelt und unterschiedliche Farbkombination in meinem Kleiderschrank parat. Unter dem Aspekt der Endlichkeit hole ich jetzt auch öfters Klamotten hervor, die endlich getragen werden wollen, oder ich verpacke mich einen Hauch festlicher, als vielleicht nötig, nur um mir selbst das Gefühl zu geben: Mein Leben ist ein Fest! Ich feiere jeden Tag als Festtag, zumindest versuche ich es. Die, die weniger gut verlaufen, bekommen auch diese Überschrift, weil ich entdeckt habe, dass ich damit trotzdem Leichtigkeit in meinen durchaus mühsamen Alltag zaubern kann. Ich bin solange meines Glückes Schmied, solange ich noch denken und grade stehen kann. Und beim Mittagspäuschen übe ich das auch im Liegen, für später.

Vorbilder

Vorbilder finde ich für jede Lebensphase sehr wichtig. Für mich bedeuten sie sogar eine unerlässliche Lebenshilfe. Für das Abschiednehmen, das Sterben oder gar für meinen guten Tod habe ich Vorbilder. Hier denke ich auch an eine moderne Form der Ars moriendi. Obwohl die Ars moriendi Inhalte hatte, die ich für gar nicht so schlecht halte, so würde ich doch nicht die mittelalterliche Form, die lange in unseren Köpfen wirkte, anstreben. Jedoch dieses innige Beten, mittels dessen wir einen inneren Frieden erreichen können, hilft mit Sicherheit bei großen Schmerzen. Das weiß ich nur zu gut von mir selbst, hatte ich doch damals bei meiner Krebserkrankung immer und immer wieder einen Vers des Theologen Dietrich Bonhoeffer rezitiert. Jeder kennt ihn: „Von guten Mächten […]“, wie ein Mantra sprach ich den Vers, die Zeilen beruhigten mich. Wie viele Menschen mag Bonhoeffer mit diesem Text schon getröstet haben? Mittlerweile ist beten für mich eher ein Stillsein, ein Horchen auf das, was sich mir zeigen möchte. Ich bete also eher im Kierkegaard'schen Sinne: „Wenn alles still ist, geschieht am meisten.“ In dieser Stille habe ich eine besondere Technik für mich gefunden. Einmal kann ich derzeit in dieser Stille Abschied nehmen und gleichzeitig ein reiches Leben führen. Zum anderen hilft sie mir bei Schmerzen. Habe ich Schmerzen oder bin ich gar der Schmerz selbst, dann begebe ich mich ganz in ihn hinein. Auf einer weiteren Ebene fühle ich dann trotz des Schmerzes das Glück in mir. Es ist ähnlich, wie zweihändig Klavier zu spielen oder wie simultan zu übersetzen. Es hilft nicht immer, das ist schon klar, aber doch immer wieder. Halten die Schmerzen, so wie damals, über Monate an, dann verwandelt sich der Mensch und wird ein anderer. Dies schon einmal erlebt zu haben, ist hilfreich. Ich weiß aber heute, dass mein Maß an Tapferkeit nur noch für begrenzte Zeit mit solch massiven Schmerzen ausreicht.

Spiritualität, Religion, Mystik: All diese Schätze, die wir haben, sollten wir für uns nutzen. Womöglich können wir diese Schätze sogar am Lebensende noch neu entdecken, wenn zu Lebzeiten keine Zeit war, unsere Weltbildfrage gründlich zu erforschen. Alles ist erlaubt! Die Vielfalt ist groß und heute wird im Unterschied zum Mittelalter auch deutlich weniger Druck aufgebaut. Zumindest was das Beten betrifft. Multiprofessionalität und Multikulturalität sind mittlerweile Bereiche, die wir gewohnt sind und die uns helfen, offen zu bleiben. Nicht für alle. Jedoch für alle, die es mögen. Da wir heute medizinisch länger am Leben gehalten werden können, sterben wir auch länger. Wie gut, dass die Auswahl unserer Glaubensschätze und Vorbilder so vielfältig geworden ist.

Ein Vorbild ist für mich zweifelsohne Rainer Maria Rilke. Seine Texte haben mich seit meiner Jugend am stärksten begleitet, geformt und gestärkt. Er spricht in seiner wundervollen lyrischen Weise in vielen Texten vom Tod, der Vergänglichkeit, ja von der Ewigkeit in den Dingen. All diese Bereiche habe ich durch ihn in mein Leben geholt. Vor Kurzem habe ich eine schöne Dokumentation über ihn gesehen. „Engel über Europa – Rilke als Gottsucher“. Ich hörte dort zum ersten Mal, dass er an einer Leukämie verstarb und dass er sich als ein „Schüler des Todes“ verstand (*Sünner 2018*). Er starb mit 51 Jahren, denn zu Beginn des zwanzigsten Jahrhunderts war weder eine sichere Diagnostik, noch eine Therapie für seine Krankheit verfügbar. Mittels der überlieferten Symptome wird vermutet, dass er eine Art der Leukämie hatte, also litten wir womöglich an derselben Erkrankung? Er soll inmitten seiner Schmerzhöllen alle Morphiumspritzen abgelehnt haben. Das zu erfahren hat mich am meisten ergriffen. Rilke wollte wach im Geist bleiben und seinen eigenen Tod würdig erleben.

Ein weiteres Vorbild ist meine Buchhändlerin geworden. Wir kannten uns schon seit Schulzeiten, denn sie ging in die Klasse meiner älteren Schwester. Später wurde ich eine treue Kundin in ihrer schönen Buchhandlung am Marktplatz und sie begleitete zudem mein eigenes Schreiben. War keine Kundschaft im Laden, hatten wir immer genug zu erzählen, denn wir hatten beide den Krebs besiegt. Ein paar Wochen vor ihrem Tod saßen wir beim Mittagstisch in der Stadt und tauschten Zukunftsideen aus. Im Sommer 2013 erfuhr ich dann leider erst aus der Zeitung, dass sie plötzlich verstorben war. Was war geschehen? Ihre Rückenschmerzen hatten sich als erneuter Krebs entpuppt. Zwei Wirbel waren bereits zerstört und eine Querschnittslähmung drohte. Es gab für sie keine Hoffnung mehr. Sie zögerte nicht lange und verstarb kurze Zeit nach der tödlichen Diagnose selbstbestimmt im Beisein ihrer Familie in Zürich. Zwar in einem Industriegebiet bei dem Sterbehilfeverein Dignitas. Doch dort eben selbstbestimmt, was in Deutschland so nicht möglich gewesen wäre. Über ihr Leiden und Sterben hat ihr Mann zusammen mit ihren Söhnen und einer Journalistin ein bewegendes Buch geschrieben (*Prause/Eichhorst 2015*). Meine Freundin wurde mein Vorbild, weil auch sie, als ihr Maß an Leid voll war, weitere sinnlos lebensverlängernde medizinische Eingriffe für sich strikt ablehnte. Ihre Selbstbestimmtheit war ihr so wichtig, dass sie diesen einen Weg für sich ausgewählt hat. Sie durchlebte ihren Entschluss mutig und klar. Zusammen mit ihren erwachsenen Söhnen und ihrem Mann, wie ich später aus dem Buch erfuhr. Vielleicht wusste sie nichts von der humanen Methode des Sterbefastens. In meinen Augen hätte sie so mit womöglich deutlich weniger Belastung in ihrem eigenen Bett und Umfeld in Ruhe und Frieden sterben können.

Dank ihres Vorbild wurde mir klar, dass ich ihren Weg der Sterbehilfe für mich nicht wählen würde. Doch ich habe Respekt vor ihrer Entscheidung.

Ein schönes Vorbild war unser Kater Anton. Er kam als kleines Kätzchen in unsere Familie und wurde 16 Jahre alt. Irgendwann war er dann so alt und gebrechlich, dass er im Sommer 2008 nur noch vor dem Haus unter einem großen Busch lag. Dort hatte ich ihm noch eine Zeit lang das Hackfleisch mit den Fingern gefüttert. Eines Abends saß ich bei ihm und erklärte ihm, dass ich ihn jetzt in Ruhe lassen würde, schließlich wäre es von der Natur so vorgesehen. Wer nicht mehr selbst sein Fressen fangen kann, muss sterben. Ich streichelte ihn, was er merklich genoss, summte ein kleines Lied und verabschiedete mich von ihm. Eine Woche später, es war wieder ein lauer Sommerabend, die Haustüre stand offen, und ich erledigte den Abwasch, schleppte er sich ins Haus und kam an seinen Futterplatz zu mir in die Küche. Ich kniete mich zu ihm auf den Boden, und er rieb seinen Kopf an meinem Bein. Es war so liebevoll und kräftig, wie zu gesunden Tagen, so voller Hingabe, dass ich sehr angerührt war. Ich streichelte ihn eine ganze Weile. Er schnurrte kaum hörbar, aber sein Körper fühlte sich entspannt an, obwohl er so mager und das Fell so strubbelig geworden war. Haut und Knochen und der Hängebauch, den alle alten Katzen haben. Plötzlich stand er auf und humpelte nach draußen. Ich schloss die Haustüre und wusste, dass er nun bald sterben würde. Am nächsten Morgen war sein Platz unter dem Busch leer, und in der Umgebung konnte ich ihn nicht ausfindig machen. Am Nachmittag haben wir ihn dann hinter dem Haus entdeckt. Er lag auf der Seite, seine Atmung war flach, die Fliegen umkreisten ihn schon. Kurze Zeit später war er friedlich gestorben. Wir beerdigten ihn am Nachmittag im Beisein der ganzen Familie in unserem Garten. Obwohl Kater Anton „nur ein Tier" war, wurde er zu einem Vorbild für mich. Er starb in einer Selbstverständlichkeit und ohne Gezeter oder Drama, so wie es in der Natur vorgesehen ist. Unsere Fürsorge war damit erledigt, dass wir ihn in Frieden gelassen haben. Lange dachte ich, ich möchte sterben wie eine Katze.

Vollendung meiner Lebensaufgabe und Lebensbilanz

Nicht jeder Mensch hat die Möglichkeit, eine wirkliche Lebensaufgabe für sich zu finden. Für viele besteht genau diese Lebensaufgabe darin, einfach nur zu leben, egal mit welcher Bedeutung. Seit einigen Jahren ist es voll im Trend, seine Träume zu leben, und das kann einen ganz schön unter Druck setzen. Denn es impliziert den Eindruck, das, was man hat, sei noch nicht gut genug. Ich finde, es muss nicht jeder zwingend eine Lebensaufgabe erfüllen. Mit seinem Leben zufrieden zu sein, so wie es ist, ist doch schon Lebensaufgabe genug. Zur Differenzierung dieser Fragestellung finde ich es hilfreich, nach der Leidenschaftlichkeit zu fragen oder ob man für „seine oder eine Sache brennt". Ich würde sagen, je höher die Leidenschaft, um so sicherer muss es eine Aufgabe sein, die unverzichtbar ist und eine Lebensaufgabe darstellt. In meinem Fall bekommt dieses Thema noch eine besondere Bedeutung, weil ich von vielen Nahtoderfahrenen hörte und las, dass sie entweder die Entscheidung hatten, zurückzukehren oder ihnen „gesagt" wurde, sie seien noch nicht an der Reihe zu gehen, denn sie hätten noch eine wichtige Aufgabe zu erfüllen. Einige „erfuhren" sogar genau, um welche Aufgabe es sich handelte (*Ewald 2006*). Ich selbst bekam in meiner NTE keinerlei Hinweis, auch nicht die Entscheidung, freiwillig zurückzukehren. Ich war plötzlich, ohne große Vorwarnung einfach wieder drin, in diesem kranken Körper und fand dieses Zurücksein zunächst nur grässlich. Die Sache mit der Lebensaufgabe kam dann häppchenweise in mein Bewusstsein, über den Umstand, dass ich so unsagbar froh darüber war, überhaupt noch leben zu dürfen. Da ich leidenschaftlich gerne beobachte und reflektiere, habe ich mein Leben nach der Krebstherapie einer gründlichen Revision unterzogen. Vor allem interessierte mich eine Frage brennend: Was ist in meinem Leben passiert, dass ich in der Blüte fast gestorben wäre? Ich stöberte in meiner Vergangenheit und hatte durch den Lebensrückblick während meiner NTE auch genug Material zur Bearbeitung vorliegen. Grundsätzlich fiel meine Bilanz richtig gut aus, denn alles, was ich bis zur Krebsdiagnose getan hatte, hatte ich erfolgreich und mit einem Ziel erledigt. Obwohl es mehr war, als nur ein Ziel erledigt zu haben. Ich hatte bis zu diesem Punkt mein Leben als erfüllt betrachtet. Meinen Traumberuf hatte ich erlernt und in meiner eigenen Praxis erfolgreich umgesetzt. Sogar mein Traummann ist mir sehr früh begegnet, und wir haben 1983 geheiratet. Wir bekamen drei wunderbare Kinder und hatten einen großen Freundeskreis. Dann kam mit dem Krebs der Donnerschlag und eine Phase, in der ich im absolut Ungewissen blieb. Die Praxis musste ich aufgeben, denn körperliche Kraft und Konzentration waren fortan Mangelware. Ich fiel in ein tiefes Loch, in dem das alte Leben vorbei war und das neue sich noch nicht zeigte. Von nun an hieß es warten, durchhalten und aushalten. In dieser Zeit wusste ich auch noch nicht einmal, dass ich eine Nahtoderfahrung erlebt hatte, denn diesen Begriff, und was er bedeutete, kannte ich überhaupt nicht. Ich erlebte mich nur im Inneren völlig zerrissen und war von einer Sehnsucht geplagt, dort wieder hinzuwollen, wo ich gewesen war. Aber ich hätte niemals sagen können, wo ich war, geschweige denn, was ich dort erlebt hatte. Es war zum Verrücktwerden, und genauso fühlte ich mich auch. Verrückt, aber nicht im psychiatrischen Sinne, sondern in einem gesunden Maß. In mir war etwas ver-rückt worden, was mich verändert hatte, und was es zu ergründen galt. Wie schon an anderer Stelle erwähnt, stieg ich hinab in meine innersten Gründe und suchte nach bisher unbewussten Quellen meines Leidens, denn mein Ziel war es, heil zu werden. In dieser Zeit begann ich mit dem Schreiben. Erst mal als Hilfsmittel, um diesen übervollen Geist zu befreien. Alles, was nicht mehr im Inneren kreist und nach außen befördert wird, entlastet ungemein. Außerdem ist das Schreiben eine gute Methode, sich selbst zu reflektieren.

Langsam aber sicher schälte sich dann eine neue Berufung aus mir heraus. Ich schrieb, um andere Menschen zu unterstützen, und hatte damit Erfolg. Der glückliche Zufall wollte es, dass ich mit Wissenschaftlern in Kontakt kam, die sich aus medizinischen Gründen mit dem Thema Sterben und Nahtod beschäftigen. Mit diesen Wissenschaftlern war ich nun fast 15 Jahre als Vortragende unterwegs. Im Frühjahr 2019 habe ich diese Vortragsreisen beendet, weil sie mir mittlerweile zu viel Kraft abverlangen. Über diese Tätigkeit wurde ich ehrenamtlich zu einer Beraterin von Menschen in Krisensituationen, allem voran mit der Aufgabe, eine Nahtoderfahrung ins Leben zu integrieren. Das ist nämlich richtig harte Arbeit! Und wie es der Zufall so wollte, suchten Menschen bei mir Rat, die einen Angehörigen verloren hatten, oder bei denen der Tod ins Leben getreten war. Zur Lebensaufgabe zähle ich auch, dass ich Stand gehalten habe, als ich angegriffen und im Internet einseitig und abfällig kritisiert wurde. Das passiert bei Themen, die polarisieren und an denen sich die Geister scheiden. Manche Kritik ging mir natürlich unter die Haut und hat mich nachdenklich gemacht. Trotzdem meine ich, dass auch Feinde und Widersacher das Zubehör zu einem starken Leben sind. Mein Leben empfinde ich als ein starkes Leben. Meine Lebensaufgabe sehe ich neben der privaten Verantwortung auch darin, anderen Mut zuzusprechen und meine Erfahrungen mit ihnen zu teilen. Das möchte ich auch mit diesem Buch noch wagen und mit meinem eigenen Beispiel aufzeigen, dass wir den Tod ins Leben holen müssen und mutig auf ihn zugehen sollten. Und hier spüre ich in mir noch eine große Portion von dieser Leidenschaft. Alles, was ich in meinem Leben anpackte, war meistens mit Leidenschaft verknüpft. Ein Nachbar von uns sagte immer, wenn er mich traf: ich wäre eine Kerze, die an beiden Enden brennt. Seine Einschätzung fand ich immer richtig. Mit allem was ich bin und war setzte ich mich für die Themen ein, die mir wichtig waren. Meist habe ich dann auch kein Risiko gescheut. Eine Kerze, die an beiden Ende brennt ist natürlich schneller verbraucht. Für mich ist nicht die Zahl der gelebten Jahre von Bedeutung. Sondern das, was ich mit der Zeit angestellt habe, also Qualität vor

Quantität. Beim Thema Sterbefasten erlebe ich diese Leidenschaft auch wieder in mir, obwohl ich gestehe, dass mich an manchen Tagen das Leid eher schafft. Es ist alles so mühsam geworden und dennoch, ich will es tun. Letztlich wird es auch diese Leidenschaft sein, die mich dann befähigt auf das Essen und Trinken zu verzichten. Es ist dann das Leiden, das es schafft so viel Kraft zu mobilisieren um das anvisierte Ziel zu erreichen. Wenn ich mit dieser Sorte Leidenschaft auch anderen Mut oder neue Ideen und Handlungsoptionen schenken kann, dann hat sich alle Mühe gelohnt. Und einen in meinen Augen guten Tod sterben zu dürfen, zähle ich für mich zur größten Lebensaufgabe, die noch vor mir liegt. Deshalb glaube ich bis hierher meine Lebensaufgabe gefunden und erfüllt zu haben. Ich habe alles gelebt, was in meinem Leben gelebt werden wollte und musste. Damit bin ich mehr als zufrieden. Das ist ein sehr gutes Gefühl und somit lässt sich mein Leben auch gut abschließen. Alles was jetzt noch kommt oder auf mich wartet, nehme ich als Zuschlag und Herausforderung gerne an. Ich habe mich mein Leben lang viel und gerne für andere engagiert. Jetzt freue ich mich auf eine Zeit, in der ich mal nichts mehr muss, sondern nur noch darf.

Februar 2019

Meine Nacht endete heute um 3:20 und ich erhole mich gerade von einem Arzttermin. Unglaublich, was in mir vor sich geht, wenn ich wieder in diese Räume gehe und mich behaupten muss, damit nur das Nötigste untersucht wird. Heute habe ich meinem Kardiologen reinen Wein eingeschenkt. Er war betroffen, aber ehrlich, mir zugewandt. Ich wollte nur wissen, wie es um meine undichten Herzklappen steht und ob ich einen Schlaganfall fürchten muss, wenn ich mich nicht operieren lasse. Er meinte, da ich sonst absolut herzgesund lebe (schlank, kein Alkohol und Nikotin, niedriger Blutdruck) muss ich das wahrscheinlich nicht fürchten. Eine 100%ige Sicherheit kann er nicht geben. Das klingt für mich erst mal gut. Trotzdem bin ich immer wieder sprachlos, dass ich es im Medizinbetrieb nicht mehr aushalte und gleichzeitig so sicher bin im Fühlen meines Weges. Als ich nach Hause kam, fand ich eine wundervolle Mail eines guten Freundes in meinem Postfach. Er schrieb mir eine Ermutigung. Er spüre mein Weh und sehe mit Tränen meine große Tapferkeit. Aus der Ferne kann er mitfühlen, wie sehr die Energie der Krankenhäuser (nomen est omen) mir zusetzt. Ein bisweilen herzloser Betrieb, meint er, der doch so wertvolle Arbeit leistet. Er versicherte mir, dass es richtig ist, wie ich mich dem Weg überlasse, der sich mir so klar zeigt. Sein Satz, dass er mich in meinem Gehen unterstützen und mit seiner Liebe begleiten will, ließ den Damm der aufgestauten Spannung brechen. Ich weinte vor Erschöpfung und Ergriffenheit. Welches Geschenk, gute, wirklich gute Freunde im Leben zu haben, die auch den Tod nicht fürchten und in der Lage sind, ihre eigenen Gefühle ehrlich zu zeigen. Bei aller Schwere, bin ich doch ein Glückskind.

Ordnung schaffen

Im Kapitel „Von hinten denken“ habe ich schon über die erleichternde Wirkung des Ausmistens geschrieben. Grundsätzlich bin ich im Älterwerden ein Ordnungsfan geworden. In jungen Jahren war das weniger der Fall. Jetzt aber brauche ich Übersicht und damit das Einsparen von Kraftressourcen. Doppelte Wege oder unnötiger Krafteinsatz sind für mich auch eine Verminderung an Lebensqualität. In Anbetracht des Abschieds von der Welt bekommt das Thema Ordnung noch einmal eine besondere Tiefe und Nuance. Denn ich habe zu prüfen: Was von mir soll übrig bleiben? Was möchte ich von mir auf keinen Fall der Nachwelt überlassen? Wie viel Arbeit halse ich meinem Mann und meinen Kindern auf? Es heißt so schön, wer erbt, räumt auf. Aber will ich es so machen, wie meine Eltern und Schwiegereltern, die uns eingeweckte Kirschen von 1977 und meterweise Joghurtbecher vererbten, weil sie nichts wegwerfen konnten? Nein, das will ich nicht, und einen Großteil unserer Altlasten habe ich schon entsorgt oder sinnstiftend verschenkt. Was jetzt noch übrig ist, sortiere ich nach einem neuen Prinzip.

1. Alles, was ich jetzt noch anschaffe, unterliegt meiner Kontrolle. Brauche ich es wirklich? Wenn ja, wer könnte es später gebrauchen oder wem gedenke ich es jetzt vielleicht schon zu?

2. Alles was ich derzeit noch habe, prüfe ich auf seinen Nutzen. Wenn ich es nicht wirklich brauche, gebe ich es zurück in den Kreislauf der Welt. Entweder finde ich eine Person, die sich darüber freut, oder ich trage es zu

entsprechenden Stellen, die in unserer Stadt Secondhandteile für einen guten Zweck verkaufen.

3. Finde ich in meinem Bücherregal keinen Platz mehr, so darf ich erst ein neues Buch kaufen, wenn ich ein anderes weitergegeben habe. Öffentliche Bücherschränke gibt es fast in jeder Stadt. Außerdem kenne ich Menschen, die meine Bücherspenden gerne annehmen.

4. Immer, wenn ich Zeit und Lust habe, sortiere ich den Inhalt meiner Schränke aus. Hier bin ich großzügiger geworden. Was bei mir rumsteht, für einen anderen aber von Nutzen ist, kann weiter gereicht werden. Frei nach dem Motto: Was weg ist, ist weg! Häufchen bilde ich nur noch wenige. Ich hebe einfach nicht mehr so viel auf, weil ich es eh vergesse, dass ich es aufgehoben habe.

5. Den Computer, mein zweites Hirn, forste ich genauso gründlich durch, wie meinen Keller. Eine Liste aller Passwörter, Kundennummern und Websiten, auf denen ich registriert bin, habe ich erstellt. Ich sage nur: digitales Testament. Das ist ein ganz schreckliches und neues Thema unserer Zeit. Für die, die bleiben, kann es zum Alptraum werden. Den digitalen Nachlass selbst vorzusortieren ist Fleißarbeit, die man seinen Angehörigen nicht zumuten sollte.

6. Für bestimmte Gegenstände in meiner Wohnung, die ich sehr liebe und die mir viel bedeuten, werde ich Stück für Stück im Gespräch mit meinen Lieben oder Freunden einen neuen Platz suchen. Es freut mich zu wissen,

dass diese nach meinem Tod einem anderen Menschen Freude bereiten werden.

Wenn meine Zeit weiter voranschreitet und sich meine Zielgerade klarer abzeichnet, werde ich eine Extrarunde einlegen und noch gezielter aufräumen. Ich möchte meinem Mann nicht so viel Arbeit aufbürden, er hat dann noch genug zu regeln, wenn ich nicht mehr hier bin. Meine Vision ist, mit dem Sterbefasten zu beginnen, wenn ich all das geschafft habe. Hoffentlich kommt nichts dazwischen. Ein ganz anderer Aspekt, Ordnung zu schaffen, betrifft innere Bereiche. So frage und prüfe ich auch ganz genau, ob ich noch neue Freundschaften beginne. Das versuche ich nur noch zu tun, wenn sich eine wirklich innere Resonanz zwischen uns zeigt. Meist spürt man es ja rasch, ob die Chemie stimmt. Oder aber es gibt ein Thema, das ich noch unbedingt zur Erfüllung der Lebensaufgabe angehen möchte, was ich ohne die Mithilfe von anderen nicht schaffen kann. Ich wähle also sehr bewusst aus, wofür ich die anderen brauche und begeistern kann. Mit der Entscheidung, meine Öffentlichkeitsarbeit aufzuhören, habe ich mich auf die Suche gemacht, um einige Aufgaben weitergeben zu können. Dafür benötigte ich etwas Zeit und Geduld. Ich bin aber sehr zufrieden, weil ich Nachfolger finden konnte, die bereit sind, meine Botschaft weiter in die Welt zu tragen. Zum Schluss stellt sich die Frage, ob es noch Klärungs- oder Versöhnungsbedarf im mitmenschlichen Bereich gibt. Will ich mich noch bei einer Person entschuldigen? Ist diese Person bereit, meine Entschuldigung anzunehmen? Möchte ich ein klärendes Gespräch erbitten? Steht es noch an, einen Ort aufzusuchen, an dem ich etwas zu erledigen habe, was mein Leben rund macht? Manchmal kann das der Besuch eines

Grabes sein oder ein Ort, an dem man etwas erlebt hat, was noch in einem rumgeistert und Kopfkino verursacht. Auch hier gilt, wie ich es im Kapitel „Was wirklich zählt im Leben“ niederschrieb: Alles was im realen Tun nicht mehr möglich ist, lässt sich im eigenen Inneren klären. Dazu benötige ich nicht unbedingt die andere Person oder den realen Ort. Wenn ich mit etwas Frieden schließen oder in meinem Inneren aufräumen will, dann ist das an jedem Platz der Welt möglich und verlangt in erster Linie nur von mir einen Prozess. Denn es ist bekannt, dass viele Probleme auf der Welt mit Menschen, aber auch mit Dingen nur deshalb auftreten, weil es zugelassen wird. In mir selbst kommt es zu einer Resonanz, die ein anderer oder ein Ding in mir auslöst, aber nicht verursacht hat. Die Ursache für viele Prozesse liegt oft auf einer anderen Ebene. Beim Aufräumen trifft man immer auch sich selbst und befreit sich von Bewertungen und alten Gedanken. Das kann auch noch im Sterbebett möglich sein. Etwa dann, wenn ich eine Begleitung habe, die mir zuhört und hilft, diese Form des Abschiednehmens zu unterstützen. Bin ich alleine, dann mache ich es so gut, wie ich es kann. Entscheidend ist nur, dass ich damit begonnen habe. Der Rest vollzieht sich mit ziemlicher Sicherheit an der Schwelle des Todes von alleine. Das kennen wir mittlerweile von vielen Erzählungen und Studien (*Peng-Keller 2016*). Simon Peng-Keller ist Professor für Spiritual Care an der Universität Zürich und Seelsorger im Kompetenzzentrum Palliative Care am Universitätsspital Zürich. Ich traf ihn im Mai 2018 in Bremen auf der Messe „Leben und Tod“, wo wir beide referierten. Er berichtete über seine Erfahrungen und Forschungsergebnisse von Ereignissen in Todesnähe, wie Traum- und Wachvisionen Sterbender, oneiroide Erlebnisse (komplexe Bewusstseinserlebnisse, bei denen der

Betreffende ein Traumgeschehen wahrnimmt, an dem er aktiv oder passiv teilnimmt und sich deutlich daran erinnern, das Ereignis aber nicht steuern kann; die erlebten Szenen sind oft bedrohlich und treten bei schwerer Krankheit, Koma oder in Todesnähe auf) und Nahtoderfahrungen im Horizont von Spiritual Care. Zusammenfassend erklärt er, dass fast 90% der Befragten in einer jüngeren Studie über Traum- und Wachvisionen berichteten, und dass diese Ergebnisse die palliative Praxis deutlich verändern würden, wenn erzählte Selbstzeugnisse von schwerstkranken und sterbenden Menschen akzeptiert würden. Auch wenn die Beobachter das nicht merken, so scheint das menschliche Leben tatsächlich häufig mit überklaren Momenten zu enden (*Peng-Keller 2016; 2017*).

Mein Vermächtnis an die Kinder

In mir ruht eine große Sicherheit, dass ich unseren Kindern die wesentlichen Bausteine meines Weltbildes und Menschseins über die Jahre übermitteln konnte. Es ist nun an ihnen, ihr eigenes Weltbild und Menschenbild auszuformen und ihren eigenen Weg mutig weiter auszubauen, wofür mein Mann und ich den Grundstein im besten Wissen und Gewissen gelegt haben. Ich lebe in dem Bewusstsein, dabei Fehler gemacht zu haben, weil es kein Leben ohne Fehler geben kann. Ich verabschiede mich aber auch von unseren Kindern mit dem sicheren Gefühl, mich bei ihnen für meine Fehler entschuldigt zu haben und ihnen vor allem dafür gedankt zu haben, dass sie in der Zeit meiner Krankheit selbst tapfer mitgewirkt hatten, so dass wir alle diese schwierige Zeit relativ heil überstehen konnten. Sehr wichtig war mir immer wieder, ihnen in den, so hoffe ich, passenden Momenten versichert zu haben, wie sehr ich sie liebe. Da konnte ich jedes Mal spüren, wie gut ihnen das getan hat. Und so werde ich nicht aufhören, meinen Kindern meine Liebe mit kleinen Gesten und Geschenken bei jeder nur möglichen Gelegenheit zu zeigen. In Maßen versteht sich, denn ich weiß selbst allzu gut, wie es sich anfühlt, wenn etwas zwar gut gemeint ist, dann aber doch übers Ziel hinaus geschossen wird. Ich kann sie lassen, wie sie sind, und weiß, dass sie ihr Leben meistern werden. Mit allen Höhen und Tiefen, die mit Sicherheit auch bei ihnen noch kommen werden. Was will ich mehr? Ich verspüre beim Gedanken an meine Kinder eine große innere Zufriedenheit, ja ich würde sogar sagen, eine tiefe Erfüllung. Zudem bin ich sehr dankbar, dass ich in meinem Leben überhaupt Mutter sein durfte.

Auf der materiellen Ebene habe ich durch meine Bücher meine Gedanken und Erlebnisse festgehalten. Sie können also immer wieder von mir lesen, mich sogar im Internet „wiedersehen" und sich über mein Leben informieren, wenn sie Lust dazu haben. Es existieren einige Filmbeiträge, in denen ich mitwirken durfte. Bewegte Bilder sind wahrlich ein schönes Vermächtnis. Manches Interesse kommt erst später, das war bei mir auch so. So möchte ich doch jedem raten, wenn es irgend möglich ist, seine ureigenen Gedanken festzuhalten. Es muss kein Buch sein, eine lose Blättersammlung reicht aus. Heute gibt es die Möglichkeit, seine Gedanken aufzusprechen und digital zu konservieren. Viele Menschen schreiben Tagebuch, eine schöne Möglichkeit, sich in Erinnerung zu halten. Oder Filmaufnahmen. Es gibt viele Möglichkeiten, sein Vermächtnis zu hinterlassen. Beizeiten darüber nachzudenken halte ich für unerlässlich in unserer schnelllebigen Zeit. Außerdem habe ich schon vor einigen Jahren einen Stammbaum erstellt, in dem ich mit Fotos die Familiengeschichte bis zu den Urgroßeltern grafisch darstellte. Dazu fügte ich, neben den Geburts- und Todesdaten, auch die jeweiligen Städte und die Todesursache hinzu. Auf einen Blick die ganze Sippe parat zu haben ergibt ein eindrucksvolles Familiengefühl. Einen solchen Stammbaum zu hinterlassen finde ich ein gutes Geschenk. Ich werden ihn dann noch rechtzeitig ergänzen. Bei mir wird dann als Todesursache stehen: Herzversagen nach Sterbefasten.

Individuell werde ich für jedes Kind noch die Fotoalben fertig stellen. Ich gehöre zu den Müttern, die fleißig notieren, wann welche Ereignisse stattgefunden haben. All das werde ich noch zusammentragen, begonnen habe ich damit bereits. Für jedes Kind habe ich eine schöne Kiste ausgewählt. In der liegen alle Erinnerungen aus deren Kinderzeit, die nicht in ein Album passen. Außerdem werde ich wahrscheinlich mehrere Kisten packen, in die ich das lege, was mir von mir wichtig erscheint. Diese Kisten können unsere Kinder dann in Ruhe durchforsten und sich das herausnehmen, was ihnen gefällt. Neben all der traurigen und anstrengenden Arbeit beim Auflösen von Nachlässen gibt es eben doch auch sehr schöne Momente. Ich erinnere mich an manche Situation, in der ich ein Stück in den Händen hielt, dabei intensiv die jeweilige Person im Herzen spürte und mich so verabschieden konnte. Von jedem meiner Lieben, die schon vorausgegangen sind, bewahrte auch ich mir ein besonderes Stück auf, das mich mit ihnen verbindet. Besonders gerne trage ich den Schmuck meiner Mutter und Schwiegermutter.

Da ich noch keine Enkelkinder habe, habe ich vor, noch einen Brief zu verfassen, den ich meinen ungeborenen Enkeln widmen möchte. Diesen lege ich den Kisten der

Kinder bei. Außerdem habe ich noch eine schöne Idee, die ich noch für mich prüfen werde und hier schon weitergeben möchte. Das Buch „Oma erzähl mal" (*Vliet 2016*) habe ich einigen frischgebackenen Großmüttern geschenkt. Es handelt sich um ein Ausfüllbuch, mit unterschiedlichen Themenbereichen, in die die Großmutter ihre Erinnerungen hineinschreiben kann. Vielleicht fülle ich das selbst noch aus. Es könnte dann weiter gereicht werden und womöglich ergeben sich dadurch schöne Gespräche und Erinnerungen. Eine weitere schöne Idee wäre die Pflanzung eines Familienbaumes. Einige Städte bieten diese Möglichkeit an. Ideen gibt es wahrlich viele, es lohnt sich, genau zu prüfen, welche davon für die eigene Geschichte am stimmigsten sind. Ich finde den Gedanken sehr spannend und reizvoll, wie meine Kinder – jedes auf seine Weise – mit meinem Vermächtnis umgehen werden. Denn Freiheit war mir immer das höchste Gut. Dies weiterzugeben ist mir ein großes Anliegen.

Praktische Überlegungen

Vorbereitung meiner letzten großen Reise

In meinem Prolog erwähnte ich bereits, dass für mich sterben wie verreisen ist. Diese Metapher gefällt mir gut. Wer in meinem Alter dieses Reiseziel ausgewählt hat, muss anders planen und packen, als ein hochbetagter oder schwerkranker Mensch, der schon bettlägerig ist und bei dem die Versorgungsmaschinerie läuft. Die größten Vorbereitungen habe ich nun schon beschrieben. In diesem Kapitel geht es darum, wie ich die praktische Durchführung, so weit es mir möglich ist, vorbereite. Deshalb möchte ich hier noch einmal kurz die wichtigsten Phasen dieses Sterbeprozesses aus meiner Sicht darlegen. In allen Büchern, die ich gelesen habe, wird darauf hingewiesen, dass die feste Entscheidung für dieses Sterben unerlässlich ist. Nur wer weiß, auf was er sich einlässt, kann diesen Weg letztlich durchstehen. Es gilt, sich also immer wieder zu prüfen und selbst zu hinterfragen. Das tue ich täglich. Ich prüfe ab, wo ich innerlich stehe. Fast ausschließlich kommt ein inneres „Ja", wenn ich mich selbst abfrage. Es gibt aber auch Tage, an denen ich zweifle. Das gebe ich ehrlich zu und ich bitte jeden, der sich mit diesen Gedanken befasst, sich selbst gegenüber auch ehrlich zu sein. Es sind meist die Tage, an denen ich weniger Schmerzen habe als sonst und mich glücklich fühle. Dann sausen mir Gedanken durch den Kopf, die mir einzuflüstern versuchen, es könnte doch auch anders gehen, denn ich würde mir alles nur einbilden. Diese Gedanken zuzulassen und anzunehmen, finde ich völlig normal und sinnvoll. Ihre Funktion sehe ich darin, mich zu stählen und meinen Willen zu trainieren, so wie ich einst meine Muskeln trainiert habe. Natürlich sind solcherlei Gedanken schmerzvoll. Ich weine dann und schlafe eine Nacht schlecht, weil ich all das einfach zu traurig finde. Habe ich diese Probe überstanden und befinde mich wieder in meiner Realität, dann weiß ich, dass mein Weg der richtige ist. Dann werde ich klar, friedlich und noch eine Portion dankbarer für mein Leben, als ich es eh schon bin. In solchen Phasen werden mir auch die schönsten Gespräche geschenkt, etwa mit meinem Mann, einem Kind oder einer Freundin. Gerade kürzlich hatte ich ein solches Tief. Meine gute Freundin rief mich an und erzählte mir, dass auch sie oft darüber nachdenkt, unter den gegebenen, derzeitigen Umständen nicht älter als siebzig werden zu wollen. Für sie sei das Sterbefasten auch eine denkbare Option. Sie begleitet ihre Mutter und findet es nur grausam, was diese hochbetagte Frau im Krankenhaus alles ertragen muss, weil nicht genug Pflegepersonal zur Verfügung steht.

Ich sehe es so, dass jeder, der eine große Reise plant, mit Sicherheit auch viele Zweifel kennt. Die gehören dazu und sind wichtig. Bei jeder Reise geht es irgendwann ans Koffer packen und irgendwann klingelt der Wecker. Die Reise kann nun beginnen. Auf diesen Tag freue ich mich in einer gewissen Weise schon. Jede Reise muss nach all den Vorbereitungen schließlich ihren Anfang nehmen. Bei mir wird der Anfang mit Sicherheit langsam und behutsam beginnen. Ich werde zuerst mit dem Essen aufhören, so wie beim Fasten. Die erste Zeit wird sicher eher unschön, zumal ich immer schlimme Kopfschmerzen bekomme, wenn ich das Essen einstelle. Sich darauf einzulassen ist notwendig. Wer das von sich auch kennt, der sollte auch hier realistisch sein. Doch schon nach drei Tagen wird eine gewisse Leichtigkeit und Besserung eintreten, das kennt ja letztlich jeder, der schon mal gefastet hat. In dieser Phase, so erinnere ich mich an Fastenzeiten vor meiner Erkrankung, war ich sehr entspannt und guter Dinge. Fast ein wenig überschwänglich und vor allem geistig enorm aktiv. Dann werde ich Zug um Zug das Trinken reduzieren, aber nicht streng und strikt, sondern bewusst und langsam. Quälen muss ich mich nicht, das habe ich mir geschworen. In dieser Phase werde ich wahrscheinlich noch relativ normal leben können, aber viel Zeit haben, denn die tägliche Essensvorbereitung fällt ja ersatzlos weg. Sich für diese Zeit noch eine schöne Aufgabe zu suchen, wäre keine schlechte Idee. Ich werde mit Sicherheit in philosophischen Schriften lesen, meditieren und wahrscheinlich stricken. Stricken macht mir Freude, strengt nicht an, ist sinnvoll, farbenschön und beruhigt. Stricken ist für mich eine Form der Meditation. Danach wird eine Zeit kommen, in der ich doch hart gegen mich sein muss. Das Trinken muss ich dann auf ein Minimum reduzieren. Dann gibt es Flüssigkeit nur noch zur Mundpflege. In der Literatur heißt es, 50 ml pro Tag seien dafür in Ordnung (*Chabot/Walther 2017*). Für diese Zeit und auch für später habe ich nützliche Hilfsmittel entdeckt und ausprobiert. Empfohlen werden gefrorene Ananasstückchen, saure Fruchtbonbons (Zitrone), Kaugummis aus Minze oder saurer Tee, wie Malve oder Hagebutte, die den Speichelfluss anregen. Aber Achtung, Ananas und Tee bitte nicht herunterschlucken, nur im Mundraum bewegen und dann wieder ausspucken. Einen guten Geschmack im Mund zu haben – wobei fast alles erlaubt ist, sowohl herzhaft salzig als auch süß oder sauer, ja sogar mit oder ohne Alkohol – ist mit Sicherheit sehr wichtig. Ein kleines Gerät der Firma Biozoon hilft, aus jedem Geschmack einen hauchzarten Schaum herzustellen, der den Mund befeuchtet, ohne dass man Schlucken muss. Dieses Gerät habe ich mir besorgt und experimentiere damit jetzt schon ab und zu, um meine Geschmacksfavoriten zu testen. Das Gerät wird auch für die Endphase beim Sterbefasten hilfreich sein, dann, wenn ich nur noch schlafe. An dem Schaum kann ich mich nicht verschlucken. Ich kann mir vorstellen, dass ein solcher Stimulus auch bei Unruhe helfen kann. Womöglich beruhigt mich dann ein guter Geschmack und befeuchtet gleichzeitig den trockenen Mund. Deshalb ist es wichtig, seine Lieblingsgeschmäcker zu testen und dies seinen Unterstützern beizeiten zu erläutern. In der Phase des Verzichtes auf Flüssigkeit werde ich sicher froh sein, wenn mich liebe Menschen unterstützen. Ich werde also eine Telefonliste anlegen und Menschen bitten, in dieser Zeit für mich als Ansprechpartner am Telefon oder direkt erreichbar zu sein. Aus der Literatur weiß ich, dass Sprechen den Mundraum austrocknet. Umso besser, wenn ausreichend wohlschmeckende Befeuchtungsmöglichkeiten vorhanden sind. Irgendwann muss ich dann auch damit aufhören. Doch ich weiß, je weiter ich mich in diesem Prozess bewege, um so stärker wird der Rückzug in mein Inneres werden. Dort spielt dann die Musik. Sie ist klangvoll, vielfältig und beruhigend. Bisweilen sicher auch nochmal mächtig, aber das gehört nun mal dazu.

Letzte-Hilfe-Kurse

Sehr hilfreich sind aus meiner Sicht die Letzte-Hilfe-Kurse, die seit geraumer Zeit in jeder größeren Stadt angeboten werden. Dort wird in vier Stunden ein Grundwissen über einen würdevollen Umgang mit dem Sterben vermittelt. Es werden medizinische und ethische Fragen besprochen. Es geht um Patientenverfügung und Versorgungsvollmacht, aber auch um das Abschiednehmen selbst und vor allem das Lindern von Leid. Die Idee dazu hatte der Rettungssanitäter und Palliativmediziner Georg *Bolling (2010)*. Erste-Hilfe-Kurse absolvieren wir fast alle. Doch meist kommen wir glücklicherweise nie dazu, das dort erworbene Wissen anwenden zu müssen. Beim Tod ist es anders, denn jeder wird irgendwann in seinem Leben einen Angehörigen verlieren und ihm vielleicht oder hoffentlich beistehen. Seit 2015 gibt es die Kurse in Deutschland mit dem Ziel, sie irgendwann flächendeckend anzubieten, um eine ähnliche Normalität wie in der Notfallhilfe zu erlangen. Jeder, der sich an dieses Thema herantasten möchte, ist dort gut aufgehoben. Ich persönlich habe keinen solchen Kurs besucht, weil ich mich auf anderen Wegen schlau gemacht habe und Erfahrungen sammeln konnte. Wohl aber habe ich meinen Mann gebeten, sich das Grundwissen selbst anzueignen, um sich eine eigene Sicht zu schaffen und sicherer zu werden, wenn er dann an meiner Seite sein wird. Er hat einen solchen Kurs im Jahr 2018 besucht. An dieser Stelle muss ich sofort nachschieben, dass ich seine Unterstützung nicht verlange. Wenn er es während meines Sterbefastens nicht mehr an meiner Seite aushalten kann, dann wäre das für mich völlig in Ordnung. Denn Liebe bedeutet für mich in erster Linie, dass jeder die Freiheit haben muss, gut für sich selbst zu sorgen, und sie bedeutet für mich nicht, dass man dem anderen unter allen Umständen beistehen muss. Auch hier ist mir Rilke wieder ein Vorbild. Eine gute Ehe ist für ihn dann gegeben, wenn „jeder den anderen zum Wächter seiner Einsamkeit bestellt", weil dies der größte Vertrauensbeweis sei (*Rilke 1901*). Im Leben ist mir, wie ich schon geschrieben habe, das Alleinsein generell wichtig und erst recht das Alleinsein im Sterben. Ich werde meinen Weg grundsätzlich auch ohne meinen Mann schaffen. Ich bin mir aber sicher, dass er an meiner Seite bleiben wird, jedoch nicht ausschließlich. Jeder Mensch braucht Pausen. Ehepartner brauchen bisweilen umso mehr Pausen, eben weil sie den anderen zu gut kennen und sich dadurch weniger gut abgrenzen können. Das beizeiten zu bedenken und zu besprechen, halte ich für sehr wichtig. So werde ich, um die Last auf ihn nicht zu groß werden zu lassen, eine „Sowohl-als-auch-Betreuung/-Begleitung" vorbereiten.

Vertrauen

Bei jeder Reise gibt es den Moment, in dem ich mich darauf einlassen und vertrauen muss. Vertrauen, dass schon alles gut gehen wird. Das Schicksal liegt dann in den Händen anderer, unter anderem bei einem Zugführer, Piloten oder dem Fahrer. Bei meiner letzten Reise liegt das Schicksal bei meinen Lieben, einem Pflegedienst, meiner Ärztin und vielleicht noch dem spezialisierten ambulanten Palliativteam (SAPV). Als ich mich 1996 auf die Knochenmarktransplantation vorbereitet habe, hatte ich das Bild der Reise bereits für mich genutzt. Bei dieser Reise, die definitiv schon den Tod im Gepäck hatte, gab es den sogenannten „point of no return“. Es war der 25.3.1996, ausgerechnet an unserem 13. Hochzeitstag, an dem die letzte Chemo beendet und mein gesamtes Knochenmark abgetötet war. Nach einem Ruhetag wurde mir das neue Knochenmark transplantiert, doch es war noch nicht funktionstüchtig. Vierzehn Tage schwebte ich in diesem Zustand. Jetzt half mir nur noch, nach vorne zu blicken und zu vertrauen. Genauso stelle ich mir nun den wesentlichen Part meiner letzten Reise vor. Auch hier wird es einen „point of no return“ geben. Der Tag, an dem ich mich endgültig entscheide, keine Flüssigkeit mehr zu mir zu nehmen, weil dann die irreparable Schädigung der Nieren nicht mehr aufzuhalten sein wird. Bis dahin könnte ich, so sagen alle Schriften, noch umkehren. Es gibt auch einige Menschen, die diese Umkehr tatsächlich gemacht und den Weg zurück ins Leben geschafft haben. Eine davon kenne ich sogar persönlich. Doch mit dem Ziel wieder umzukehren, werde ich meine Reise sicher nicht antreten, auch wenn das Sterbefasten eine gewisse Wahlmöglichkeit und damit Freiheit beinhaltet. Aber auch ich weiß heute noch nicht, was noch kommen wird und mich möglicherweise doch noch zur Umkehr bewegen könnte. Ab dem Tag, an dem ich mich entschieden haben werde, nicht umzukehren, werde ich vertrauen dürfen. Denn dann beginnt die Zeit, in der ich wahrscheinlich viel schlafen und auf die Hilfe anderer angewiesen sein werde. Vor allem muss ich meine Begleiter soweit vorbereitet haben, dass keiner dann auf die Idee kommt, mir noch Flüssigkeit anzubieten. Mundpflege selbstverständlich ja, aber keine weiteren Getränke. In dieser Zeit rechne ich auch damit, dass ich womöglich von großer Unruhe, Muskelzittern und auch Ängsten heimgesucht werde. Sollte es nicht so sein, dann umso besser. Es aber einzukalkulieren und meine Begleiter darauf einzustimmen und ihnen auch mitzuteilen, was mir helfen könnte, finde ich wiederum sehr wichtig.

Bei der Knochenmarktransplantation, also meinem Testlauf, hatte ich mein Ziel 14 Tage nach dem „point of no return“ erreicht. Damals hatte ich 500 Leukozyten und die Isolation wurde aufgehoben. Das Leben hatte mich wieder in die Arme geschlossen. Bei meiner letzten Reise rechne ich damit, dass ich auch etwa nach 14 Tagen meine Seelenflügel ausgebreitet haben und fliegen werde. Aber es kann durchaus sein, dass es bei mir trotzdem nicht so schnell geht, weil mein Körper jetzt über Jahre daran gewöhnt ist, mit wenig Nahrung auszukommen. Das sollte in dieser Altersspanne mitbedacht werden. Kein Stress also bei dieser Reise, sondern sie angehen wie einen langen Urlaub. Sich langsam an die neue Situation gewöhnen und dann immer tiefer in die Entspannung und den neuen Rhythmus gehen. Irgendwann kommt bei jeder Reise der Zeitpunkt, an dem es genug ist und man wieder nach Hause möchte. Dieser Punkt wird auch bei mir dann erreicht sein.

> *„Wer vom Ziel nichts kennt, kann's doch heute erfahren; wenn es ihn nur brennt, nach dem Göttlich-Wahren [...] Denn zu fragen ist nach den stillen Dingen, und zu wagen ist, will man Licht erringen: Wer nicht suchen kann, wie nur je ein Freier, bleibt im Trugesbann siebenfacher Schleier“ (Morgenstern 1964, 7).*

Auf diesen Moment bin ich neugierig. Ob auch bei mir, wie in der Literatur belegt, dann tatsächlich ein waches Bewusstsein dominiert und mich womöglich bereits Verstorbene empfangen werden? (*Nahm 2012*). Ein wenig

Schwärmen darf ich schon. Dieses Schwärmen bitte ich nicht zu verwechseln mit religiöser oder spiritueller Abhängigkeit von irgendeinem Glaubenssystem. Das lehne ich ab, weil die Freiheit dabei niemals gewährleistet ist. Meine Neugier muss erlaubt sein, auf Grund meiner Erfahrungen und der jahrelangen intensiven Auseinandersetzung damit. Ich würde sonst meine Reise nicht mit dieser inneren Überzeugung antreten, wüsste ich nicht so sicher mein Ziel.

Formale Dinge

Weiter geht es mit den Formalitäten, die leider in unserem Land zur eigenen Sicherheit notwendig sind. Für diese Reise braucht es weder einen Ausweis noch ein Visum. Dafür eine Versorgungsvollmacht und eine Patientenverfügung, die das Sterbefasten schon enthält. Diese Vollmachten werden erst notwendig, wenn ich selbst nicht mehr in der Lage bin, meinen Willen zu äußern. Für meine letzte große Reise wird das wahrscheinlich eine kurze Zeitspanne sein, aber man weiß nie, was auf meinem Weg noch kommen wird. Ein Unfall oder ein Notfall kann immer eintreten. Für diese Vorkehrung gibt es verschiedene Vorgehensweisen, wobei die juristische Korrektheit hier von besonderer Bedeutung sein kann (*Putz/Steldinger 2016*). In meine Patientenverfügung habe ich zusätzlich zu allen Einzelpunkten, wie beispielsweise keine Antibiotika bei einer Lungenentzündung, am Ende einen Passus aufgenommen, in dem ich meine persönlichen Beweggründe erläutere. Zusammen mit meinem Mann und unserem Notar habe ich die endgültige Variante erstellt. Zwei Vorteile sehe ich hier. Einmal ist der

Notar ein Zeuge meiner Geschäftsfähigkeit und zum anderen ist meine Verfügung beim zentralen Versorgungsregister der Bundesnotarkammer in Berlin hinterlegt. Sollte ich irgendwann, ohne Verfügung und ohne Bewusstsein in einer Klinik landen und sich die Frage nach einer gesetzlichen Betreuung stellen, dann kann das Betreuungsamt und jeder Arzt in diesem Register sehen, dass meine Vollmachten bei meinem Rechtsanwalt hinterlegt sind. So vermeide ich den gesetzlichen Betreuer, der berufen werden muss, wenn keine Vollmacht erteilt wurde oder zu finden ist.

In meinem Bekanntenkreis zähle ich zu denen, die sehr früh all diese Dinge geregelt haben. Deshalb habe ich nun auch schon die dritte Fassung, weil sich meine Einstellung in den letzten Jahren noch geändert hat. Ich rate jedem, sich die einzelnen Punkte genau vorzustellen. Mein „Reden ist Gold" ist auch hier von besonderer Bedeutung. Es ist sehr wichtig, ausführlich mit den Personen zu reden, die womöglich einmal in die Lage kommen, den eigenen Willen durchzusetzen. Außerdem ist es klug, immer mal wieder daran zu erinnern, wo die Originale zu finden sind. Unser Notar hat davon abgeraten, die Originale jetzt schon zu verteilen. Seit neustem trage ich eine Kopie meiner Patientenverfügung immer bei mir. Im Auto unter dem Sicherheitsgurt, ansonsten in meiner Handtasche. Dazu habe ich eine Karte im Portemonnaie und die digitale Variante auf einem Stick immer dabei. Denn ich habe verfügt, dass ich in einem Notfall nicht reanimiert werden möchte. Sollte mein Herz freiwillig aufhören zu schlagen, so möchte ich in diesem Sterbeprozess nicht gestört werden. Ein solcher Tod wäre für mich wie ein Geschenk. Die Ersthelfer sind verpflichtet mich zu retten, ich kann also nur hoffen, sollte dieser Fall eintreten, dass noch Zeit bleibt, meine Verfügung zu lesen. Für alle Fälle habe ich gut sichtbar, in roter Schrift außen auf die Kopie geschrieben: Achtung: DNR – Do Not Resuscitate, das ist der internationale Kodex für: Keine Reanimation! Und dann noch sicherheitshalber: keine Organspende! Finger weg von mir – ich will in Ruhe sterben! Alle nötigen Telefonnummern sind auch auf einen Blick zu erfassen.

Noch immer werden Ärzte darauf gedrillt, Leben zu erhalten, so die promovierte Anästhesistin und Notfallmedizinerin Myriam Witt (*Gläß 2019, 11*). Sie findet es schwer, „jemandem nicht zu helfen, von dem man persönlich denke, es bestünden noch Chancen". Sie betont, dass in ihrer Ausbildung das Fach Palliativmedizin noch gar nicht enthalten war und die Intensivmedizin deshalb so viele Leben retten, wenn auch nicht heilen könnte. Das Risiko, wegen unterlassener Hilfeleistung verklagt zu werden, ist höher als wegen passiver Sterbehilfe. Diese Fakten klingen sicher düster für mich und viele andere, die auf einem ähnlichen Weg sind. Trotzdem gilt es auch hier zu vertrauen. Es wird schon alles so werden, wie es für mich und meine Lieben gut ist. Denn ich lebe in dem tiefen Vertrauen, dass wir sterben, wie wir leben, und sich vieles genau so fügt, wie es passt.

Der Palliativmediziner *Borasio (2017)* meint, es gäbe keinen Grund, in einer Notfallsituation eine Patientenverfügung nicht zu beachten. Außerdem ermutigt er jeden, sich seiner Lage klarzuwerden. Denn eine Patientenverfügung ist die direkte Anweisung eines Patienten an seinen zukünftigen Arzt. Wünsche kann man nicht äußern, wohl aber eine Therapieablehnung. Und das ohne jede Begründung und Notwendigkeit. Sein Kollege Matthias Thöns fordert uns in der Einleitung zu seinem Buch sogar auf, Renitenz gegenüber dem bestehenden System zu üben (*Thöns 2016*). Aber Vorsicht, sage ich als erfahrene Patientin. Ein Zuviel kann schnell Widerstand heraufbeschwören, der sich gegen einen selbst richten kann. Man sollte immer freundlich und sachlich bleiben, auch wenn der Tod neben einem steht. Das gilt es den Bevollmächtigten zu erläutern. Eine Wunderwaffe allerdings hat jeder. Die Verwendung des Begriffes der Körperverletzung. Dieser Tatbestand wird dann wirksam, wenn ein Arzt gegen meinen Willen eingreifen möchte, was den Straftatbestand erfüllt. Hier könnte man einen Arzt verklagen, was ich natürlich nie gut fände, denn die Gerichte haben schon genug zu tun. Und letztlich ist auch das Lebenszeitverkürzung, wenn nicht mehr von mir, so doch von meinen Bevollmächtigten. Zum Schluss ein Zitat eines Gerichtsurteils und eines weiteren Palliativmediziners: „Das Leben darf nicht verlängert werden, auch wenn der Sterbeprozess noch nicht eingesetzt hat", so ein Gerichtsurteil (*Kempten Urteil BHG 1 StR 357/94 Kempten*). Der Palliativmediziner Hanke legt es so aus:

> *„Damit dominiert der Patientenwille unverhandelbar über der Indikation für eine Maßnahme. Jede Therapiemaßnahme, die gegen seinen Willen getroffen oder weitergeführt würde, käme einer nicht indizierten Körperverletzung, einer Würdeverletzung und letztlich einem Missbrauch von Ressourcen der Allgemeinheit gleich" (Hanke 2016, 22).*

Ein weiterer Teil meiner Patientenverfügung ist die sogenannte „Garantenpflichtentbindung". Dieser Aspekt ist in allen Büchern zum Thema, die ich kenne, bestens aufgeführt (zum Beispiel in *Putz/Steldinger 2016; Chabot/Walther 2017*). Deshalb hier nur so viel, wie es für meinen Weg wichtig ist. Garanten sind in meinem Fall, laut Strafgesetzbuch, mein Mann, unsere Kinder, meine Ärztin, das SAPV-Team und andere Menschen, die mich begleiten werden. Alle stehen entweder beruflich oder durch verwandtschaftliche Beziehung in einer besonderen Vertrauensstellung zu mir und sind verpflichtet, durch Fürsorge meine Gesundheit zu erhalten. Brenzlig kann es werden, wenn ich nicht mehr ansprechbar bin und irgendjemand meine Einsichtsfähigkeit infrage stellt und damit die Frage nach Zwangsmaßnahmen virulent werden könnte. Deshalb ist es wichtig, durch die Modifizierung der Garantenpflicht mittels schriftlicher Erklärung von dieser Garantenstellung zu entbinden. Dies habe ich getan. Ratsam ist es außerdem noch ein Video oder eine Sprachnachricht aufzunehmen, die die persönliche Einstellung klar und deutlich darlegt. Mit jedem Handy ist das heute möglich. Auch hier gilt wieder, es dort aufzubewahren, wo es dann im Zweifelsfalle auch einsetzbar ist. Ich habe dafür eine extra Box vorbereitet, in der alle Unterlagen zusammen aufbewahrt werden. Dazu sind in unserem Telefon alle wichtigen Rufnummern eingespeichert und auf einem extra Zettel notiert.

Meine Reisebegleitung

In der Dokumentation „Sterbefasten – Freiheit zum Tod" (*von Hören 2013*) über den freiwilligen Verzicht auf Nahrung und Flüssigkeit von der 56-jährigen Marion M., den ich als erstes Dokument zum Thema durchgearbeitet habe, sind nur zwei Begleiter nötig. Ihre Tochter und ein Arzt. Sowohl im Film, als auch im Bonusmaterial, in dem der Arzt Auskunft gibt, wird der ganze Verlauf fein und relativ einfach dargestellt. Marion hat noch am Tag ihres Todes selbst geduscht und ihre Tochter, die im selben Bett geschlafen hat, hat es nicht bemerkt, als ihre Mutter verstorben ist. So ruhig und friedlich sei ihr Herz in der Nacht stehen geblieben. Genauso möchte es natürlich jeder erleben. In der Zwischenzeit höre ich auch von schwierigen Verläufen und in der Literatur lese ich, dass der pflegerische Teil doch aufwendig und mühsam sein kann (*Luckwaldt 2018*).

Bisher war ich immer gut beraten, wenn ich den schlimmsten Fall angenommen und durchdacht habe, um gut vorbereitet zu sein. Kommt es anders, wovon ich ausgehe, umso besser. Ich hoffe also, dass ich auch lange mobil und selbstständig sein kann. Frau zur Nieden hat auf ihrem Vortrag in Frankfurt 2018 und in ihrem Buch sehr gute Tipps gegeben, die ich für mich soweit durchdacht habe. Sehr ausführlich beschreibt sie dies alles im Kapitel 24 „Die richtige Pflege" (*Nieden 2016*). In der letzten Phase werde ich mit Sicherheit Pflege und Unterstützung brauchen, die ich auf mehrere Schultern verteilen möchte. Deshalb habe ich mit einem Pflegedienst vor Ort die Pflege besprochen. Auch hier hatte ich wieder ungeheures Glück, dass ich an eine Person geraten bin, die meine Lage versteht und mir obendrein noch sympathisch ist. Sie dient als Kontaktperson für mich, die dann, wenn es nötig ist, weitere Dienstleistung und Hilfsmittel anfordern kann. Wir haben vereinbart, dass wir in Abständen den Kontakt halten, damit sie an dem Verlauf meiner Entwicklung teilhaben kann. Außerdem erzählte sie mir in unserem Vorgespräch, dass sie bei ihren Begleitungen ein kleines Tagebuch anlegt, in das sie ihre Beobachtungen einträgt. Meist überlässt sie das den Angehörigen, die dafür sehr dankbar sind. Ich finde ihre Idee sehr schön und bin froh, dass ich so viel Unterstützung erlebe.

Ausführlich konnte ich mit ihr über die Intimpflege sprechen, denn auch hier gilt es für mich ehrlich zu sein. Die Pflege des Intimbereichs ist für mich, und sicher für die meisten Menschen, die Körperzone, die am meisten erlitten hat. Dort bündelt sich nicht nur die grundlegende Scham eines Menschen, sondern in meinem Falle auch der größte Teil des sogenannten Körpergedächtnisses. Hier, wie bei der Mundpflege, denn auch der Mund zählt zum Intimbereich des Menschen, brauche ich einfühlsames Vorgehen, um nicht alte Schlüsselreize auszulösen, die dann für unnötige Aufregung und Stress sorgen. Bei diesem Gespräch haben wir auch das Thema Windeln, Betteinlagen und Stecklaken als Matratzenschutz geklärt. Frau zur Nieden erwähnte bei dem Vortrag in Frankfurt, dass es ungefähr am 8. bis 9. Tag beim Sterbefasten zu einer großen Urinausscheidung kommen kann, die ein Zeichen des Organversagens ist. Diese Ausscheidung würde sehr unangenehm riechen, sodass eine ungeschützte Matratze nicht mehr zu reinigen wäre. Ich habe also alles besorgt, was eventuell mal gebraucht wird, und bereits in eine Schublade sortiert. Die Windel habe ich probegetragen, es war ein fast lustiges Gefühl und hat mich an die Kinder erinnert. Dieses Paket am Hintern schleppen diese ja doch eine beachtliche Zeit mit sich herum. Am Ende werden wir wie die Kinder, so steht es auch in der Bibel. Denn jeder Sterbende hinterlässt nach seinem letzten Atemzug in der Regel noch ein Stückchen Kot, als letztes Zeichen menschlichen Seins. Für mich ist es eine gute Vorstellung, wenn das in einer Windel landet und ich mich dafür nicht schämen muss.

Wie ich schon erwähnte, haben sich einige meiner Wegbegleiter bereit erklärt, auch bei meiner letzten Reise an meiner Seite zu sein. Ich halte mit allen einen kontinuierlichen Kontakt, teils persönlich bei Treffen oder über das Telefon. So sind sie alle über den Verlauf meiner Lage informiert. Wenn ich spüre, dass es losgeht, werde ich ein Treffen mit allen vorschlagen, um die Details zu besprechen. Es gilt, die jeweiligen Zeitzonen zu erfassen, an denen sie überhaupt kommen können. Eine Liste werde ich dafür noch erstellen. Ebenso, wer mit welcher Qualifikation für mich erreichbar ist. Eine Freundin beispielsweise versteht sich auf hervorragende Hand- und Fußmassagen, eine andere weiß um meine Ängste, und wieder eine andere kann gut Texte vortragen, die mich beglücken und beruhigen. Es gilt auch zu bedenken, die Versorgung der Begleiter sicherzustellen. Es muss für ihr leibliches Wohl gesorgt werden, und vielleicht benötigen sie auch Unterstützung im Gespräch. Grundsätzlich habe ich eine Liste verfasst, in der ich alles festhalte, was für meine Begleiter wichtig ist. Auf dieser Liste stehen folgende Dinge:

1. Berührung: Bitte immer zuerst fragen. Wenn keine Reaktion erfolgt, dann erklären, was die Person machen wird, und sich vorsichtig nähern. Vielleicht sogar nur mit einem Abstand von zehn oder mehr Zentimetern berühren. Gut hilft bei mir immer – bei Unruhe, Schmerz und Angst – das Berühren des Kopfes, oben am Schädeldach. Nur die Hand dort aufzulegen ist für mich sehr hilfreich, das weiß ich noch aus der Zeit der Krebserkrankung. Es war in manchen Situationen besser als jedes Medikament und es gab tatsächlich Menschen, die dieses Handauflegen intuitiv anwendeten. Außerdem habe ich damit auch unsere Säuglinge schon

beruhigen können. Das war ein super Tipp unserer Hebamme. Das Ausstreichen der Stirn mag ich, ebenso das Ausstreichen der Halswirbelsäule bis zum Hinterkopf. Lindernd wirkt bei mir, wenn die Nasenspitze nach vorn gezogen wird. Ganz leicht durchgeführt intensiviert dies die Einatmung und entspannt ungemein.

2. Atmung: Mit mir gemeinsam atmen. Meinen Atemrhythmus aufnehmen und zusammen atmen. Bei Unruhe kann die Begleiterin versuchen, die Atmung zu beruhigen und mit ihrem Rhythmus meinen zu entkrampfen. Gemeinsam zu atmen ist für mich wie eine Form des Gebetes, also etwas sehr Feines und Besonderes.

3. Textsammlung: Hier habe ich eine Zusammenstellung aller Texte ausgedruckt in einer Mappe vorliegen, von denen ich sehr sicher bin, dass sie mich beruhigen und erfreuen, ja, ich möchte sogar sagen, beseelen.

4. Musik: CDs und Player von ausgewählten Stücken sind bereitgestellt. Ich höre kaum noch Musik, deshalb denke ich, dass ich in meiner Sterbephase wahrscheinlich auch wenig davon benötige. Sollte es anders sein, dann können alle meine Begleiterinnen mit meiner Auswahl versuchen, ob ich darauf mit Zustimmung reagiere.

5. Schmerzen: Alles, was den Anwesenden einfällt ist erlaubt. Intuitiv werden es alle richtig machen. Auf alle Fälle weiß ich jetzt schon, dass große Schmerzen für mich am ehesten aus der Seitenlage zu ertragen sind und es dann sehr hilfreich ist, wenn ich eine Hand am Rücken oder oben am Kopf spüre. Gemeinsames Atmen

hilft auch hier. Und vom Kindergebären weiß ich noch diesen Satz: „Wenn der Schmerz am stärksten ist, dann ist es fast geschafft!" Diese Ermutigung ausgesprochen, könnte mich unterstützen, wenn die Schmerzen groß sind. Dies kann man mir auch mehrmals sagen, wie ein Mantra sprechen, ich weiß, dass es wirkt, denn ich sage mir das im Inneren auch. Dazu muss ich natürlich bei wachem Bewusstsein sein, was in der letzten Phase sicher nicht der Fall sein wird. Den Satz aber auch ohne Bewusstsein zu hören wird bei mir wirken, davon bin ich fest überzeugt.

6. Ätherische Öle: Meine Favoriten stehen bereit, als da sind Lavendel und Zitrusduft, ebenso ein Ultraschall-Luftbefeuchter.

7. Mundpflege: Die Leitlinie „Mundpflege in der letzten Lebensphase", erstellt von der Sektion Pflege der Deutschen Gesellschaft für Palliativmedizin, liegt ausgedruckt vor und ist mit persönlichen Anmerkungen versehen. Die jeweiligen Quellen finden sich am Ende des Buches im Anhang.

8. Versorgung der Begleiter: Tee, Kaffee, Getränke und Herzhaftes sowie Gebäck (Catering beauftragen?). Liste von Ansprechpartnern für Sorgen der Begleiter.

Im Supersommer 2018 habe ich selbst mit den unterschiedlichen Geschmacksnoten der empfohlenen Eiswürfel zur Mundbefeuchtung experimentiert. Mein Favorit ist: Ingwerwasser und Zitrone. Eiswürfelbehälter mit sehr kleinen Feldern sind gut für mich, ebenso finde ich runde Formern besser, als eckige, wegen der Kanten. Es wird empfohlen, die Eiswürfel zu zertrümmern und nur in Gaze eingewickelt zu geben. Das ist sicher sinnvoll, wenn die Mundschleimhaut angegriffen oder sehr empfindlich ist. Ein Eiswürfel enthält etwa 5 ml Flüssigkeit. Das ist gut zu wissen, denn ab einem bestimmten Zeitpunkt heißt es, die Flüssigkeitsmenge zu zählen und im Blick zu halten. Drei- bis viermal täglich können ohne Bedenken kleine Eiswürfel genommen werden. In der ersten Phase, wenn ich noch wach bin, kann ich mir diese Eiswürfel selbst nach Belieben nehmen, später sollten meine Begleiter in Absprache mit dem Pflegedienst handeln. Das Besprühen der Lippen und der Zunge entspricht weniger als 2 ml, und es wird empfohlen, solange man wach ist, es ruhig stündlich anzuwenden. Denn das Durstgefühl wird hauptsächlich von der Trockenheit der Schleimhäute im Mund erzeugt (*Chabot/Walther 2017*). Künstlicher Speichel steht auch bereit. Ich rate jedem, diesen schon zu probieren. Ich finde den Geschmack gewöhnungsbedürftig, aber akzeptabel.

Plan B für den Notfall

Der Gedanke an einen Notfall verschafft mir an manchen Tagen Herzklopfen. Denn einen Notfall möchte ich um alles in der Welt vermeiden. Im Sommer 2018 hatte ich an vielen Tagen diese besondere Sorte Herzklopfen. Eine unerklärliche Unruhe hatte sich meiner ermächtigt, für die ich keine Zuordnung finden konnte. An vielen Tagen ging es mir auch schlechter als sonst. Das Essen ging gar nicht, ein Ekel davor war mein ständiger Begleiter. In dieser Phase habe ich an Gewicht verloren. Einen Arzt zur Abklärung wollte ich nicht aufsuchen, also musste ich selbst sehen, was für mich anzustehen schien. Meine Hausärztin verordnete mir naturheilkundliche Medizin und empfahl eine Ultraschalluntersuchung des Bauches. Doch ich zögerte und wusste schlicht und ergreifend auch nicht, zu welchem Facharzt ich gehen sollte. So begann ich mir vorzustellen, wie es wäre, wenn ich eine Lungenentzündung, einen Darmverschluss oder solche Bauchschmerzen bekommen sollte, dass ich alleine am Ende meines Lateins ankommen würde. Als Erstes sprach ich mit meiner Ärztin. Sie verordnete mir für diesen Fall eine Batterie von starken Schmerzmitteln, in Form von Tabletten, Zäpfchen und Tropfen. Diese Erstversorgung habe ich nun sicherheitshalber besorgt. Zudem haben wir einen Notfallplan vereinbart. So darf ich sie immer anrufen, sollte dies nötig sein. Allerdings kann auch eine Ärztin nicht jederzeit und immer verfügbar sein. Mir wurde klar: Ich brauche einen Plan B für den Notfall.

Am Anfang des Buches spreche ich über die Selbstbestimmung und die Unantastbarkeit des Rechtes auf Eigensinn. Genau diesen Eigensinn nutzte ich nun für mich und den „Morbus Mehne". Ich traute mich, das Recht auf palliative Versorgung für mich selbst in Anspruch zu nehmen und rief bei unserem spezialisierten ambulanten Palliativteam einfach an. Dort erfuhr ich, dass ich mir als Erstes ein Formular besorgen muss, mit dem ich eine palliative Beratung bei mir zu Hause beantragen kann. Das ausgefüllte Formular darf nicht älter als drei Tage sein. Ich musste einen mir neuen Arzt aufsuchen, ihm meine Beweggründe vortragen und ihm von meinem Weg berichten. Das war für mich zwar ein Aufwand, aber auch eine gute Übung. Denn es galt, einem fremden Menschen meine Lage zu schildern. Der Arzt hörte mir sehr aufmerksam zu, stellte kritische Fragen, sah aber letztlich keinen Grund mir mein Vorhaben auszureden. Er erzählte mir sogar von Fällen des Sterbefastens, die er begleitet hatte und die alle friedlich verlaufen waren. Meine Krankenkasse hat diese Beratung bezahlt.

Im Sommer 2018 hatte ich dann ein einstündiges Gespräch mit einem Arzt und einer Pflegekraft unseres spezialisierten ambulanten Palliativteams (SAPV) bei mir zu Hause. Mein Mann war natürlich anwesend. Wir haben in aller Offenheit alle wichtigen Punkte besprochen, diese wurden notiert und in einer Krankenakte angelegt. Das für mich beglückende war: Ich wurde verstanden, auch mit meinem spirituellen Anliegen. Ich erhielt die Zusicherung, dass ich in einem Notfall bei Tag und Nacht anrufen könne, um nicht in eine Klinik zu müssen, aus der ich so schnell nicht wieder würde entlassen werden. Wie ich mich in einem solchen Fall entscheiden würde, das könnten wir dann in aller Ruhe besprechen. Denn ich überlege wirklich, auch bei einem Darmverschluss mit dem Sterbefasten zu beginnen. Dies dann als meinen Weg zu achten, auch den schweren Weg zu wählen und mit Schmerzen und vielleicht großem Leid von dieser Welt zu gehen. Auch bei einer Lungenentzündung oder wenn ich wieder eine schwere Grippe bekomme, wie in den letzten Jahren, bei der ich sowieso lange nichts essen konnte, könnte ich beginnen. Dann wäre es, wie es wäre, und ich würde mich dem beugen. An irgendetwas muss ich sterben, und den Notfall würde ich dann annehmen. Für manchen mag das grässlich klingen. Für mich, die das alles schon mal durchgemacht hat auch. Aber ich weiß, dass ich es schaffen kann und dass nichts ewig dauert. Lieber wäre mir natürlich alle Mal, dass ich diesen Notfall nie erleben muss.

Nach diesem klärenden Gespräch war ich seltsam erleichtert, ja fast beglückt über meinen eigenen Mut, wirklich alles schon jetzt geregelt zu haben, um die verbleibende Zeit noch so gut zu leben, wie es geht. Vor dem Notfall muss ich mich jetzt nicht mehr fürchten, das hat dann noch Zeit, sollte er kommen. Ich weiß, dass ich in den besten Händen sein werde. Vor allem muss mein Mann nicht alles für mich regeln. Denn auch er hat schon damals genug mit mir mitgelitten. Ich weiß, dass vielfach das Leid für die Angehörigen schlimmer ist, als für den Kranken selbst. Die Angehörigen werden oft viel zu wenig bedacht und gelobt für ihren unermüdlichen Einsatz. Bei Plan B brauche ich meinen Mann für meine Seele. Alles andere dürfen die Fachleute machen, die dafür ausgebildet sind.

Vorsorge ohne Familie

Für alle jene, die alleine leben und sich keiner Unterstützung durch Familienangehörige sicher sein können, wäre es um so wichtiger, sich beizeiten Gedanken zu machen und das Nötige zu klären. In diesen Fällen ist das Vertrauen in andere noch wichtiger und es muss sicher auch lange geprüft werden, vor allem dann, wenn eine Generalvollmacht erteilt wird. Auch hier wieder mein Rat: „Reden ist Gold". In etlichen Städten finden sich mittlerweile im öffentlichen Raum dazu Möglichkeiten. Es reicht, im Internet zu recherchieren. Schnell finden sich genug Anregungen und Ideen zum Thema. Besonders schön finde ich die Aktion „Café Death". Die Idee dazu stammt von dem Schweizer Soziologen und Anthropologen Bernard Crettaz, der 2004 das erste Café Mortel organisierte. Vorreiter mit den ersten Café Death waren danach wieder die Briten und die Niederländer. Mittlerweile finden die

Treffen weltweit, entweder in einem öffentlichen Raum, wie einer Kneipe oder im privaten, geschützten Raum statt, wozu man sich meist via E-Mail anmelden muss. Die Angebote sind kostenlos und dauern zwei Stunden. Bei Essen und Trinken, meist Tee und Gebäck, kann jeder über den Tod und natürlich auch das Leben sprechen. Das Ziel ist, sich mit seinem Lebensende vertraut zu machen und vielleicht Menschen kennenzulernen, die einen als Alleinstehenden auch unterstützen können. Auch im Rhein-Main-Gebiet gibt es solche Treffen, und ich habe daran teilgenommen. Daraufhin hatte ich Lust, bei uns in Darmstadt auch ein solches Angebot ins Leben zu rufen. In einem urigen Kellertheater mitten in der Stadt biete ich seit 2016 alle zwei Monate für zwei Stunden meine „Gespräche über den Tod, das Leben und die Liebe im Spiegel der Nahtoderfahrung“ an. Es kommen in der Regel zwanzig Menschen und diese zwei Stunden haben einen Tiefgang und eine Ehrlichkeit, was mich und die Anwesenden sehr beglückt. Manchmal lade ich Gäste ein oder es werden Filme zum Thema gezeigt. Getränke und Brezeln gibt es an der Theke. Im Sommer 2019 habe ich diese Veranstaltungsreihe an zwei Frauen aus dem ehemaligen Trauernetzwerk übergeben.

Darüber hinaus gibt es mittlerweile in jeder Stadt Angebote an Unterstützung und Hilfe, um für das eigene Ende gewappnet zu sein. Wer keinen Computer hat, findet mit Sicherheit einen Freund, der beim Recherchieren im Internet behilflich ist. Außerdem gibt es in vielen Gegenden, ähnlich dem Verein bei uns in Darmstadt „Hiergeblieben-Kranichstein e.V.“, Gruppen die sich „sorgende Gemeinschaft“ nennen. Wenn die Familie fehlt, helfen hier Freunde und Nachbarn und engagierte Bürger oder soziale Dienste. Das Modell will aber auch ein Leitbild für nachbarschaftliches, generationsübergreifendes und eigenverantwortliches Handeln sein, dass durch die jeweiligen Kommunen nachhaltig unterstützt wird (*Klein/Weigel 2014*).

Ein weiteres Angebot, das in den letzten Jahren auch in vielen Städten zu finden ist, kommt von den Sterbeammen. Es handelt sich um eine Fort- und Weiterbildung an der Sterbeammen-Akademie, gegründet von der Heilpraktikerin Claudia Cardinal in Hamburg. Befähigt werden die Sterbeammen für den Umgang mit Menschen in Lebenskrisen und tief greifenden Umbrüchen, wie eine Krebserkrankung. Eine Sterbeamme unterstützt Sterbende mit ihren Fragen und Ängsten. Die Akademie wird von der EU gefördert und vergibt sogenannte Fortbildungspunkte. Eine Sterbeamme weiß um die tiefen körperlichen und seelischen Prozesse im Sterben und in der Trauer. Sie begleitet Sterbende und ihre Angehörigen dabei, diese Prozesse bewusst zu gestalten, um für alle Beteiligten einen heilsamen Abschiedsprozess zu ermöglichen. Ihre Wirkungsstätten sind private Haushalte, Krankenhäuser, Pflegeheime, Palliativzentren und Hospize. Eine Sterbeamme hat ein großes Netzwerk und kann in schwierigen Lagen die betroffenen Personen auch an entsprechende Experten weiterleiten. Wer eine Sterbeamme sucht, kann über die Website eine Anfrage stellen. Die Adresse findet sich im Anhang.

Mittlerweile gehen die Bestrebungen zur Unterstützung Sterbewilliger sogar soweit, dass sich jeder, der sich das Sterbefasten alleine nicht zutraut, grundsätzlich dafür in ein Hospiz begeben kann. Bis das flächendeckend möglich ist, werden sicher noch ein paar Jahre vergehen. Zumindest wird diese Möglichkeit von der Deutschen Gesellschaft für Palliativmedizin unterstützt. Es lohnt sich sicher, diese Option in der eigenen Stadt zu prüfen, denn manche Neuerungen ergeben sich erst, wenn man dafür „einen Markt schafft". Wer ohne Unterstützung diesen Weg für sich plant, kann sich vielleicht auch vorstellen dafür in ein Hospiz in einer anderen Stadt zu reisen. Dann wäre für diese letzte Reise tatsächlich der Koffer noch genauer überlegt zu packen.

Sterben üben

Am Ende meines Buches angelangt steht für mich die große Aufgabe an, noch meine Gedanken zu dem letzten Teil meiner Reise zu formulieren. Vieles, was noch vor mir liegt oder besser gesagt auf mich wartet, lässt sich heute noch nicht endgültig planen. Es gilt, zu denken, zu fühlen und letztlich wieder zu hoffen. Erneut suche ich Unterstützung bei meinem Vorbild Rainer Maria Rilke und entdecke in seinem Tagebuchroman aus dem Jahr 1910, in dem er sich in Paris lebend mit der Krise der Existenz beschäftigte eine interessante Stelle.

> *„Der Wunsch, einen eigenen Tod zu haben, wird immer seltener. […] Voilà votre mort, monsieur. Man stirbt, wie es gerade kommt, man stirbt den Tod, der zu der Krankheit gehört, die man hat […]. In den Sanatorien, […] stirbt man einen von den in der Anstalt angestellten Tod. Das wird gerne gesehen" (Rilke 1963, 11).*

Es war schon immer so? Es hat sich bis heute nichts geändert? Vor über hundert Jahren starb man schon, wie andere es für richtig hielten, den, wie Rilke kritisch anmerkt, in der „Anstalt angestellten Tod"? Ist selbstbestimmtes Sterben demnach ein echtes Privileg unserer Zeit? Zumindest als Idee. Die Praxis sieht meist noch anders aus. Viele Institutionen und Einzelpersonen bemühen sich aber sehr um einen selbstbestimmten Lebens- und Sterbensdiskurs. Doch es ist und bleibt schwer, sich das eigene Sterben wirklich vorzustellen. Vielleicht ist es letztlich auch egal, wo und wie das Sterben stattfindet? Ich kann es drehen und wenden, wie ich will, für mich ist es nicht egal. Meine Vorstellungen werden immer deutlicher und klarer, je weiter ich auf meiner Zielgeraden vorankomme. Mein Schlafzimmer wird mein Sterbezimmer sein. Es ist der Ort in meiner Wohnung, an dem ich mich sicher und geborgen fühle, der mir vertraut ist. Meine Matratze ist weich, mein Körper sinkt ab und wird gehalten. Alle Krankenhausbetten, die ich bisher testen konnte, waren viel zu hart. Eine echte Qual, muss man lange darin liegen. In meinem Sterbezimmer habe ich alles, was ich dann noch brauchen werde. Stille und den Blick zum Himmel. Ich habe es eng und geschützt, wenn die Schiebetüre geschlossen ist. Brauche ich es weit und luftig, wird diese einfach aufgeschoben. Für die Freude im Inneren habe ich mir noch einen kleinen Luxus gegönnt. Von einer Künstlerin, deren Bilder ich so sehr mag, habe ich mir noch ein Bild malen lassen. Mein Bild für die letzte Reise und die Vorbereitung darauf. Es steht dort, wo ich meinen Blick hineinversinken lassen kann. Es ist am Sockel in lila, blau und rosa gehalten. Die Farbfläche öffnet sich dann nach oben ins Helle. Sie schafft Tiefe und Weite und beim Betrachten erwacht in mir der Eindruck, von diesen Farben aufgenommen zu werden. Im Zentrum enthält das Gemälde einen zarten hellen Kern, der sich je nach Lichteinwirkung anders zeigt und mich an das innere Licht erinnert. Betrete ich heute mein Schlafgemach, begrüßt mich als Erstes dieses Bild. Eine wundervolle Einstimmung auf mein Ziel. Außerdem hat dieses Bild eine extrem beruhigende Wirkung auf mich. Ich meine, dass ich im Sterben mit Sicherheit einen Platz brauche, der meinem Blick standhält und ihn zentriert, solange ich noch schauen kann. Und in der Vorbereitung darauf ist dieses Bild ein Prüfstein und eine Augenweide für mich. Begebe ich mich in das Gemälde hinein, prüfe ich mich und leite eine Reflexionsrunde mit tiefer Versenkung ein.

Wir sagen, der Schlaf ist der kleine Bruder des Todes. Das Schlafzimmer ist somit das Jugendzimmer des Todes. Ist das nicht eine schöne Vorstellung? Das Bett ist in diesem Raum das zentrale Möbelstück. Es bündelt alles, was das Leben zu geben hat. Wie in einem Buch ist in ihm alles, was ein Mensch in einem Bett erlebt hat, festgehalten. Die Liebe, der Schlaf, die Ruhe, die Seligkeit und der Frieden. Das Bett beherbergt auch die vielen unruhigen Stunden, Unmengen gewälzter Gedanken, Angst und Schrecken und Schmerzen, die einen heimsuchen. Wenn ich sterbe, wird das Bett zum zentralen und wichtigsten Platz.

Schon heute übe ich das Sterben. Mentaltraining könnte ich auch sagen, genau wie es Sportler tun oder andere Menschen, die wichtige Aufgaben vor sich wissen. Es ist ähnlich der Meditation, bei der ich lernte, nichts mehr zu denken, alle Gedanken freizugeben, weiter ziehen zu lassen und nur diesen einen Moment bewusst und frei zu erleben. Leben von Moment zu Moment, ohne Kopfkino. Ich übe täglich, im Liegen, meist mittags oder nachts, wenn ich wach liege oder Schmerzen habe. Ich stelle mir vor, ich wäre nun soweit und kurz vor dem Moment, an dem ich meinen ureigenen Tod sterbe. Was für mich so viel bedeutet, wie meinen Körper für immer zu verlassen und nicht mehr zu atmen. Doch vor diesem Frieden können sich noch verschiedene Atemmuster zeigen. Diese zu kennen ist hilfreich, vor allem für diejenigen, die dann anwesend sein werden. Angeblich, so hörte ich, sei dies für den Sterbenden nicht schlimm, nur von außen betrachtet klingt es erschreckend. Entweder setzt die Rasselatmung ein, weil sich Schleim nicht mehr abhusten lässt, denn der Hustenreflex ist dann nicht mehr in Funktion. Flüssigkeit am Lebensende verstärkt dieses Symptom, weshalb es am Ende kontraproduktiv ist, noch Flüssigkeit zu geben. Beim Sterbefasten dürfte es kaum oder nicht so stark auftreten. Oder es kommt zu einer Schnappatmung. Der Sterbende macht einen oder mehrere tiefe und seufzende Atemzüge und dann folgt eine Pause. Die Anwesenden denken, jetzt ist es geschafft. Doch dann kann auch nach drei Minuten noch eine Einatmung einsetzen, als letztes Funksignal von unserem Stammhirn. Dort sitzt der Taktgeber für unser Atemzentrum. Diese letzte Einatmung kann Anwesende fürchterlich erschrecken. Wie gut, wenn man das weiß und auch dann noch ruhig und gefasst bleiben kann.

Den Atemaussetzer übe ich, so schräg es klingen mag, mit einer Visualisierung. Ich begebe mich dabei in das Apnoetauchen hinein. Es gilt als die älteste und ursprünglichste Form des Tauchens, bei der ein Tauchgang nur so lange dauert, wie es gelingt, einen Atemzug lang unter Wasser zu sein. Ich tauche ab, stelle mir vor unter Wasser zu sein, in einer anderen Welt, eine andere Form meines Bewusstseins und halte die Luft so lange an, wie ich es schaffe. Eine extreme bewusste Ausatmung gelingt mir derzeit nicht mehr, es fehlt leider dazu die Muskelkraft. Doch die Luft anzuhalten und dem Einatemreiz zu widerstehen reicht mir schon. Das Schöne bei dieser Übung ist, dass ich damit die erste Einatmung, später wäre es die letzte, als so befreiend empfinde, dass ich mich entspannt fühle und anschließend mit einer größeren Gelassenheit ausgestattet bin. Ich spüre mit dieser einfachen Übung das Leben sehr stark und finde, dass es das genau ist. Sterben heißt Leben. Mit dieser Übung empfinde ich das volle Leben und somit das Glück, es haben zu dürfen. Auch wenn man das Sterben in Wahrheit nie wirklich üben kann, so lässt sich doch die innere Einstellung dazu trainieren und das Leben erfahren. Oft liege ich dabei auf dem Rücken, meist aber auf der linken Seite. So liege ich gerne und aus irgend einem Grund weiß ich, dass ich auch gerne in der Seitenlage sterben möchte. Rational lässt sich das kaum erklären, ich weiß es einfach für mich. In dieser Lage habe ich auch damals die schlimmsten Schmerzen veratmet. Ich schlafe oft genau so ein und erwache auch so. Außerdem fühle ich mich in dieser Position ein wenig ähnlich wie ein Säugling, geborgen und gehalten. Diese Vorstellung, am Ende meiner Reise in der ehemaligen Startposition meines Lebens zu liegen, finde ich schön. Das runde Sich-in-sich-Zurückziehen ist eine Vorstellung, die mir immer hilft, wenn ich mich zentrieren möchte. Genau das, so meine ich heute, brauche ich dann, wenn ich sterbe. Meine Palliativkrankenschwester, die mich dann begleiten wird, habe ich gebeten, darauf zu achten, denn am Ende werde ich womöglich Hilfe benötigen, um in der Seitenlage zum Liegen zu kommen.

Sterben üben umfasst auch den Reifungsprozess, den ich schon seit vielen Jahren mit meinem Mann durchlebe. Wir sind immer wieder im Gespräch darüber. Letztlich waren wir gemeinsam damit befasst, seine Eltern, seinen Bruder und meine Eltern so gut wie möglich zu begleiten. In diesem gemeinsamen Tun haben wir unser Sterben schon geübt. Außerdem habe ich eine Wortneuschöpfung für mich entdeckt: das Entlieben. Wir üben es auf eine alltägliche Weise, denn ich gehe kaum noch aus oder habe Kraft für lange Theaterabende. Mein Mann will aber selbstverständlich das Leben für sich, was all diese Dinge betrifft, noch ausschöpfen. Leider jetzt schon ohne mich. Er hat mutig und entschlossen damit begonnen, sich noch bewusster neue Freundes- und Interessenkreise aufzubauen. Er hat Erfolg damit und ich freue mich darüber sehr, weil ich meine, dass er der Einsamkeit damit schlau überlegen und mit Freude heute schon entgegenwirkt. Wir sprechen dann über die Erlebnisse, aber ich merke auch, dass ein Erzählen darüber nicht vergleichbar ist mit dem direkt Erlebten. Ich trete in die zweite Reihe seines Lebens, weil ich nicht mehr alles teile. Das ist der Preis den ich oder wir zahlen. Es gibt nichts umsonst, so ist das Leben nun mal. Schon früher, nach meiner Erkrankung, reiste mein Mann ohne mich in ferne Länder, weil er das so sehr mag. Er hat eine nette Gruppe gefunden, mit der er immer wieder neue Ziele erkunden kann. Ich wäre ihm dabei nur ein Klotz am Bein. So ist es also besser vorzubeugen. Das Schwere da zu beginnen, wo es noch leicht ist, als wissend ins Leere zu laufen und dann zu beginnen, wenn es viel schwerer ist. Kommt mein Mann von seinen Touren zurück, danke ich ihm dafür, dass er mich jetzt schon Stück für Stück in seinem Herzen freigibt, und bitte ihn, mich dennoch so intensiv zu lieben, als gäbe es kein Ende. Ich weiß, wie schwer ihm das fällt, viel schwerer als mir. Ich weiß aber auch, dass er der einzige sein wird, der dann, wenn ich tatsächlich sterben werde, tief in sich die ganze lange Liebe, die wir gemeinsam durchlebt und durchlitten haben, fühlen können wird. Ich weiß auch, dass er mich dann gehen lassen kann. Dieses Wissen ist ein kostbarer Schatz. Wir sollten uns bewusst sein, dass wir den Schatz schon zu Lebzeiten miteinander teilen können. Denn Glück wird nur größer, wenn wir es teilen.

Totenfürsorge und Totenwache

Sowohl die Totenfürsorge als auch die Totenwache sind schöne Rituale für die Angehörigen, die von der Bestatterin *Brönnimann (2012, 148)* aus der Schweiz auch die „Dagebliebenen" genannt werden. Der Begriff passt auch gut zu meinen Erfahrungen. In den vielen Gesprächen mit ihnen weiß ich, wie schwer das Dableiben sein kann. Für manche, vor allem jüngere Kinder fühlt es sich oft so an, als wären sie am liebsten mit gestorben. Und tatsächlich geht ein Stück der Angehörigen den Weg innerlich mit, sodass sie danach eine Kraft aufbringen müssen, um wirklich zu den „Dagebliebenen" zu werden. Was so viel bedeutet, wie irgendwann wieder ganz da zu sein und auch zu bleiben. Im eigenen Leben wieder Fuß zu fassen. Ein erster hilfreicher Schritt dafür ist sicher mittels dieser beiden Rituale, den Tod zu begreifen. Darüber hinaus geben beide Rituale die Möglichkeit, einen liebevollen und würdevollen Abschluss eines Menschenlebens zu gestalten. Früher wurde dieses Ritual von den Angehörigen selbst übernommen. Dann kam eine Zeit, in der es den Bestattungsunternehmen aufgetragen wurde. Heute ändert sich das wieder und es gibt Unterstützung, um es alleine oder gemeinsam mit dem Bestatter zu bewerkstelligen. Die Totenfürsorge ist nicht jedermanns Sache, sie muss zur jeweiligen Beziehung passen. Wer bei der Pflege eines Sterbenden gewohnt war, diesen zu waschen, wird sicher auch bei der Totenwaschung damit keine Schwierigkeiten haben. Hier sollte jeder ganz genau auf sein Inneres hören und nur das machen, was er sich zutraut. Ich erwarte von meiner Familie nicht, dass sie nach meinem letzten Atemzug alleine die Totenfürsorge ausführt. Die Bestatterin, die ich mir ausgesucht habe, wird sicher mit viel Feingefühl Mithilfe anbieten und unterstützen. Was immer für meine Lieben und Dagebliebenen dann wichtig ist, wird auch genau richtig sein. Doch sollte ich tatsächlich in Seitenlage sterben, dann möchte ich auch so bleiben dürfen. Die Totenwaschung muss meinetwegen nicht stattfinden, es sei denn, es ist aus hygienischen Gründen nötig. Mit duftenden Ölen gesalbt zu werden muss ja nicht flächendeckend am ganzen Körper geschehen. Es reicht mir, die Stirne mit Öl zu bestreichen, die Schultern, die Arme und Hände, vielleicht noch das Dekolletee. Grundsätzlich möchte ich für diese Phase vor allem Stille und möglichst in Ruhe gelassen werden. Darunter verstehe ich, dass so wenig wie irgend möglich an meinem Leichnam herumhantiert wird. Ich denke mal, dass meine Lieben das auch so hinkriegen, und sollte es anders sein, dann ist es so, wie es ist, gut. Es muss für alle stimmen.

Das sehe ich auch für die Bekleidung. Es wird zwar immer empfohlen, in seinen letzten Koffer schon die Kleidung zu legen, die man gerne im Sarg tragen möchte, doch auch hier möchte ich es anders haben. Wozu brauche ich noch Kleidung, in der ich so aussehe, als ginge ich zum Kaffeeklatsch oder ins Konzert? 1996, als ich mich auf die Knochenmarktransplantation und mein mögliches Sterben vorbereitete, haben mein Mann und ich diese Details auch schon mal besprochen. Damals wollte ich noch meinen schwarzen Minirock und die pinkfarbene Seidenbluse tragen, weil ich so aussehen wollte wie eh und je. Heute finde ich es viel passender, wenn ich einfach nur in eine Decke gehüllt werde, und gut ist es. Unsere Neugeborenen haben wir auch nicht sofort in Strampelhosen gesteckt. Da wir die Klinik immer kurz nach der Geburt verlassen und ein Kind sogar zu Hause geboren hatten, hatten wir Freiheit in unseren Entscheidungen: Wir haben sie in den ersten Tagen in eine Decke gewickelt, damit sie ihre nackten Beinchen spüren konnten, so wie im Mutterleib auch. Grundsätzlich müssen diese Entscheidungen letztlich aus dem Moment heraus getroffen werden. Sollten meine Kinder der Meinung sein, ich sollte etwas anziehen, was an mein Leben erinnert, dann wäre ich auch damit einverstanden. Auswahl hätten sie in meinem Kleiderschrank genug. Ich hänge hier nicht an strengen Vorgaben, nur Stille wünsche ich mir von ganzem Herzen und ein Meer von Kerzen. Aber ich denke, die Stille kommt dann ganz von alleine. Weil diese Zeit etwas „Heiliges" hat, das sich auf alle Anwesenden ausbreitet.

Vielleicht aber nähe ich mir tatsächlich noch mein Totenhemd und hänge es mir in den Schrank, zu all den anderen Kleidern. Sollte es so schön werden, dass es zu schade ist, es mitzuverbrennen, ließe es sich vererben, so wie früher das Taufkleid oder eine Brautschleife. Dann reicht für die Reise ins Krematorium auch die Decke, natürlich muss sie aus Baumwolle sein, wegen der Umwelt. Aber auch diese könnte ich noch verzieren, wenn ich dazu Lust und Zeit habe. Das werde ich sehen.

Die Designerin Henny Willems arbeitet seit 1995 in den Niederlanden daran, die Bestattungskultur zu bereichern. Sie schuf eine Kollektion von Sargwäsche, Totenkleidern und Bahrtüchern und hat sehr hübsche Vorschläge parat. So könnte man kleine Taschen einnähen, in die Zettel mit Gedichten, ein letzter Gruß, ein Foto oder sonstige Andenken eingesteckt werden. Wer sich künstlerisch austoben kann und mag, hat alle Freiheiten, das Totenkleid mit Stickereien zu verzieren. Ihre Kollektion wurde sogar in verschiedenen Museen ausgestellt, so auch bei uns in Deutschland, im Sepulkralmuseum in Kassel (*Willems 2014*). Das Museum wurde 1992 eröffnet und ist einzigartig in Deutschland. Sein Ziel ist es, Kontinuität und Wandel im Umgang mit den letzten Dingen zu veranschaulichen und das gesellschaftlich oft verdrängte Erlebnis des Todes wieder ins Bewusstsein zu rücken. Ich kann es jedem nur empfehlen. Gerade auch für Kinder und Jugendliche ist es ein sinnvolles Ausflugsziel, denn Kinder sind neugierig und oft diesem Thema gegenüber erstaunlich offen.

Eine Totenwache oder Abschiednahme zu Hause in meinem „Käfig" fände ich schön, muss aber nicht zwingend sein. Das Friedhofs- und Bestattungsrecht erlaubt in Hessen dafür 36 Stunden, mit Antrag beim zuständigen Amt kann diese Frist verlängert werden. Abschied lässt sich überall nehmen, aber zu Hause ist er mit Sicherheit intensiver und vertrauter. Räumlich habe ich dafür schon gut vorgesorgt. Es ist genug Platz vorhanden. Meine Hülle bliebe im Schlafzimmer, wer neben mir sitzen möchte, kann es tun. Für die Pausen ist mein Wohnzimmer mit Küche ein wohliger Ort zum Kräfte tanken und ausruhen. Die Totenwache umfasst das Zeitfenster, in dem ich körperlich noch anwesend sein werde, auch wenn ich nicht mehr atme und mein Herz nicht mehr schlägt. Es ist die Zeit für innere und äußere Gespräche. Wenn mein Mann und unsere Kinder dann zusammenkommen – ich hoffe die beruflichen Belastungen lassen es zu – schaffen sie ein Zeitfenster, in dem sie eine große Verbundenheit herstellen und Fragen zur Familie stellen können. Sie haben Gesprächsstoff, der etwas Tröstliches hat und Nähe herstellt. Darüber hinaus ist die Totenwache unwiederbringlich und einzigartig, wie ein zwischen Himmel und Erde Schweben. Sie ist mit Sicherheit wesentlicher als die Totenfürsorge. Diese Zeit ist oft wichtig, um in der Stille zu spüren, was noch gesagt werden will. Es hilft, Gedanken und Vorstellungen zu sortieren, vielleicht wird der ein oder andere auch Notizen machen wollen. Papier und Stifte werden bereit liegen. Ins Wohnzimmer könnte ich das alte Gästebuch legen, in das schon lange kein Eintrag mehr gemacht wurde. Vor lauter Krankheit und turbulentem Leben haben wir es vergessen bei Familienfeiern auszulegen oder herumzureichen. Jetzt sind die Anlässe wenige, die es kaum lohnt einzutragen. Aber der Ledereinband und die goldenen Kanten haben das Zeug für ein Lebensbuch. Ich könnte den Satz von Herbert Grönemeyer voranstellen: „Verlust ist wie eine Lupe, die einem vergrößert anzeigt, wie schön das Leben ist" (*Grönemeyer 2018, 64*). Jeder, der Lust hat, kann sich dort mit seinen ganz persönlichen Worten verewigen. Bei mir sitzen und still werden lockt sicherlich Gedanken hervor, die niedergeschrieben werden wollen. Es öffnet vielleicht auch die Herzen und lässt die Erfahrung aufkeimen, dass geliebte Menschen nicht von uns weg sterben, sondern in uns hinein. Es wäre mir die glücklichste Vorstellung, wenn ich in jedes Herz meiner Lieben hinein sterben darf und dort meinen Frieden finde. Sie so für ihr weiteres Leben stärken darf und immer mit ihnen verbunden sein werde. Es geht nichts verloren auf unserer Welt, so sagen es die Physiker, es wechseln nur die Beschaffenheiten. Rilke nennt diesen Prozess „Befreundung" und meint damit, dass uns das Leben, er nennt es das „Hiesige" gegeben ist, mit der Aufgabe, alles was uns in diesem widerfährt, „in eine neue Vertraulichkeit und Befreundung umzuwandeln".

Er meint, dass wir Menschen für diese Bewältigung „vorzüglich eingerichtet sind“ (*Rilke 1988, 153*).

Ich weiß von etlichen Bestattern und Dagebliebenen, dass viele in dieser Zeit zwar meist erschöpft, aber auch hellwach sind. Sie wachsen förmlich über sich hinaus. Das ermöglicht ihnen, auch noch Veränderungen an der leiblichen Hülle zu bemerken, die sich oftmals nach drei Tagen noch zeigen. Diese Veränderungen sind meist schöner Art, denn ein qualvoll verzogenes Gesicht beim Eintreten des Todes kann sich noch in einen weichen Gesichtsausdruck verwandeln. Ich kenne Beschreibungen, die das bezeugen, und mancher Gesichtsausdruck kann sogar erst im Sterben so entspannt wirken, wie selbst zu Lebzeiten nicht. Das mitzuerleben ist mit Sicherheit beruhigend und sehr tröstlich (*Cardinal 2013*).

In dieser Phase kommt es oft spontan zu einem intensiven, lebensverändernden Phänomen. Die Angehörigen haben den Eindruck, mit dem Bewusstsein des Verstorbenen in Kontakt zu sein. Nachtodkontakte werden diese Begegnungen genannt und laut verschiedenen Studien (z.B. *Houck 2005*) treten diese sogar sehr häufig auf. Umfragen in Europa und den USA belegen, dass selbst bei Menschen, die keinen Trauerfall zu beklagen hatten, solche Erlebnisse stattfinden, häufiger aber bei Witwen und Witwern oder Kindern und Jugendlichen nach dem Verlust eines Elternteils. In einer Studie aus dem Jahr 2004 wurden 162 Hinterbliebene befragt, bei denen nahe Familienangehörige oder Freunde an Aids oder Krebs, durch Suizid oder unerwartet und plötzlich verstorben waren. Von ihnen berichteten 75% von einer Nachtod-Kommunikation (*Houck 2005*). Diese Erlebnisse werden in der Regel als beglückend und bereichernd beschrieben und sind so intensiv, dass sie zeitlebens nicht mehr vergessen werden können und den Trauerprozess sehr positiv gestalten. Allerdings benötigt die Person dafür einen Bezugsrahmen. Sie muss verstehen, was sie erlebt hat. Obwohl dieses Phänomen so häufig auftritt, ist es in der Öffentlichkeit kaum bekannt. Deshalb trauen sich diese Menschen auch nicht, darüber zu sprechen, befürchten sie doch, für nicht ganz dicht im Oberstübchen gehalten zu werden. Ein zweijähriges Forschungsprojekt in mehreren europäischen Ländern (Schweiz, Frankreich, Großbritannien und Spanien) und den Vereinigten Staaten will vor allem die Auswirkungen dieser Erfahrung erforschen. Von August 2018 bis Januar 2019 wurden per Online-Umfrage die Daten gesammelt und in einer Datenbank archiviert. Soweit ich weiß, haben sich viele Menschen an dem Forschungsprojekt beteiligt, sodass es eine der größten Umfragen werden wird. Die Ergebnisse werden 2020 bekannt gegeben, wir dürfen gespannt sein (*Elsässer 2020*).

Es ergibt im Übrigen keinen Sinn, sich darauf zu versteifen oder eine solche Erfahrung zu erwarten, gerade wenn man davon weiß. Sie werden einem Menschen geschenkt, meist unvermittelt, und lassen sich nicht erzwingen. Jeder, der dieses Geschenk erhält, sollte sich glücklich schätzen. Diejenigen, die mit mir ihr Geschenk teilten, schätzten sich auch glücklich. Ihre Trauer wird oftmals in Freude verwandelt. Mal sehen, ob ich auf diese Weise meinen Lieben begegnen darf. Aber vielleicht ist es auch nicht nötig, weil unsere Liebe zu Lebzeiten doch viele Chancen hatte, sich auszubreiten und zu vertiefen. Ich bin mir sicher, dass meine Familie dann auch spüren wird, wenn es Zeit ist, meine sterbliche Hülle aus dem Haus zu tragen und zum Krematorium zu überführen. Meine vielleicht noch anfänglich vorhandene Präsenz wird irgendwann ausgeflogen sein und jeder wird bemerken, dass alles Lebendige von mir dann tatsächlich aus dem Körper gewichen ist.

Sarggeschichten

Meine Bestatterin habe ich zum Einsargen befragt, denn ich möchte verschiedene Optionen für mich und meine Familie geprüft haben. So kann ich mir heute vorstellen, dass ich statt auf einem weißen Kissen gebettet, lieber auf einer Wolke von geschreddertem Papier liegen möchte. Alle meine Briefe und Unterlagen, die ich eh aussortieren werde, zerkleinert der Apparat in Streifen, die eine weiche und umweltgerechte Unterlage und Zudecke abgeben. Sollte sich der Arzt für die zweite Leichenschau im Krematorium darin verfangen, dann kann sie entfernt werden. Aber für die Abschiednahme zu Hause finde ich das gut und passend. Außerdem fragte ich, ob es möglich wäre, mich auf der Seite liegend einzusargen. Meine Bestatterin lächelte und sagte, so schmal wie ich wäre, würde ich in jeden Sarg passen. Eine andere Bestatterin, mit der ich im Laufe der letzten Zeit ins Gespräch kam, erzählte mir, dass auch sie vorhabe, in der Seitenlage zu sterben. Sie hätte sich sogar schon einen Sarg gebaut, in dem sie dann genau in dieser Lage liegen kann. Ihr Sarg hat ein breiteres Maß. Im Jahr 2006 habe ich auf dem Kongress „Noch mal leben" nach meinem Vortrag im Foyer des Kongresszentrums schon mal in einem Sarg Probe gelegen. Damals habe ich selbstverständlich auf dem Rücken gelegen und brav die Hände gefaltet, so wie es immer gemacht wird. Es kam mir vor wie stramm stehen, nur im Liegen. Als dann der Deckel geschlossen wurde und die Umstehenden mit Galgenhumor ihre Unsicherheit weglachten, fand ich es in dieser Holzkiste erstaunlich gemütlich. Diese Aktion empfehle ich jedem, sie nimmt einem wirklich den Schrecken. Ein Bett testen wir doch auch. Der Sarg ist unser letztes Bett. Auch die Möglichkeit des Probeliegens gibt es mittlerweile in vielen Städten. Wer handwerkliches Geschick hat, kann sich seinen Sarg sogar selbst bauen und bemalen. Die Musikerin, Sozialpädagogin, Notfallseelsorgerin, Trauerbegleiterin und Dozentin Sarah Benz aus Berlin hat das Projekt „Sarggeschichten" ins Leben gerufen. Zusammen mit dem Kulturanthropologen und Bestatter Jan Möllers erstellt sie kurze Videos zu den Themen Sterben, Beerdigung und Abschied. Mit ihrem Angebot wollen sie Kinder, Jugendliche und Erwachsenen erreichen. Deshalb verstehen sie ihre auf Spenden basierende Arbeit als Impuls und Bildungsangebot für Kitas, Schulen, Jugendclubs, Seniorengruppen und für alle, die sonst noch Interesse an Themen und Fragen rund um Sterben, Tod und Trauer haben. Neben den Filmen kann man auch einen Sarg zum Probeliegen buchen. Abschiedsrituale und Totenfürsorge bieten sie als Themenfeld auch an. Ich traf das mutige und lustige Duo in Bremen, 2018 bei der Messe „Leben und Tod" und bin seither von ihrer Arbeit überzeugt (*Benz/Möllers 2019*).

Das Ende meiner Reise hält noch einige wichtige Formalitäten und Aufgaben bereit. Die Geburts- und Heiratsurkunde im Original sollte jeder beizeiten bereitlegen. Sie wird für die Sterbeurkunde und den Erbschein benötigt. Für manche mag auch eine Bestattungsverfügung sinnvoll sein. Dort lassen sich alle Punkte, wie z.B. die Bestattungsart, die Trauerfeier, ja selbst der Blumenschmuck, das Grabmal und die Finanzierung festlegen.

Adieu

Wie sage ich adieu? Wie sagt es meine Familie? Hierzu habe ich viele Ideen, ob und wie sie letztlich stattfinden oder umgesetzt werden, wird sich zeigen. Kairos, der günstige Zeitpunkt einer Entscheidung, wird hier mit Sicherheit eine Rolle spielen. Alles, was ich tue, muss stimmig sein, will sich entwickeln. Aber denken und überlegen rate ich jedem, der diese Reise plant. Ich rate es grundsätzlich, denn es geht oft schneller als uns lieb ist. Kürzlich las ich in einer Traueranzeige: „Rita hat ihre letzte Reise angetreten, obwohl sie sie nicht gebucht hat."

Wie denke ich mir den Abschied? Mehrere Entwürfe meiner Traueranzeige habe ich schon erstellt. Teile ich meinen Entschluss des Sterbefastens offiziell mit oder nur die Tatsache, dass ich abgereist bin? Das werde ich noch mit meiner Familie besprechen. Die Entwürfe liegen aber für alle Fälle bereit, in dem Schuber mit allen wichtigen Dokumenten. Wie wäre es mit einer Abschiedsfeier statt Trauerfeier? Frau zur Nieden schlägt das in ihrem Buch vor, allerdings für die Zeit, in der der Sterbewillige schon mit dem Essen und Trinken aufgehört hat. Sie meint, ein solches Fest könnte als Mutprobe für den Sterbewilligen verstanden werden. Er müsste seinen Entschluss beweiskräftig durchhalten und die Gäste hätten die Chance die Entscheidung zu verstehen und zu akzeptieren (*Nieden 2016*). Wenn ich mit dem Sterbefasten begonnen habe, das schrieb ich schon, möchte ich keinen Trubel mehr haben. Außerdem finde ich es dann zu spät, sich noch zu erklären oder Überzeugungsarbeit zu leisten. Aber davor? Warum nicht? Ich werde sehen, denn der entscheidende Punkt wird sein, ob ich dafür überhaupt die Kraft habe. Je näher das Sterben rückt, so meine Erfahrung, umso dünnhäutiger wird man. Dann braucht es Menschen, die auch Gedanken lesen können. Ich beobachte diese Dünnhäutigkeit auch bei mir. Es gibt heute schon Tage, an denen ist es mir unmöglich, die Fülle der Welt zu ertragen. Zwei Stunden in der Stadt schaffen mich dermaßen, dass ich mich noch am nächsten Tag davon erhole. Und will ich mich jedem erklären? Ich bin schon in Kontakt mit den mir wichtigen Menschen, und alle anderen müssen mich nicht verstehen.

Was mir gefällt ist ein Brief. Das entspricht meiner Vorliebe für das Schreiben. Seit 1993 verfasse ich jedes Jahr einen Weihnachtsrundbrief, in dem alle Ereignisse gebündelt beschrieben stehen, weil ich so viele Menschen kenne, dass ich es nie und nimmer schaffe, jedem einzeln zu schreiben. Und nur die üblichen Postkarten haben mir nie gereicht. In dem Film „Selbstbestimmt sterben – wenn Leben unerträglich wird" versucht der Filmemacher Max *Kronawitter (2015)* vor dem Hintergrund der damals aktuellen politischen Diskussion um Sterbehilfe in Deutschland an zwei konkreten Fällen darzustellen, warum Menschen ihr Leben beenden wollen. Die eine Protagonistin ist die 66-jährige Hildegard Neuss, die gezeichnet von einer schweren Leberkrankheit den Weg in die Schweiz wählt. Zusammen mit ihrer 89-jährigen Mutter macht sie sich auf, um die tödliche Dosis zu erhalten, die ihr in Deutschland verwehrt wird. Kronawitter zeigt Frau Neuss eindrücklich bei all ihren Vorbereitungen, die mir fast wesentlicher erscheinen, als das eigentliche Sterben. Sie hat einen Abschiedsbrief verfasst. Alle Kuverts sind beschriftet und frankiert, sodass die Mutter sie nach der Heimkehr aus der Schweiz nur in den Briefkasten stecken muss. Zwei Stapel hat sie vorbereitet. Einen für die Freunde, die ihren Plan kennen, und einen für jene, die unvorbereitet ihre Todesnachricht erhalten werden. Als ich diesen Film 2017 angesehen habe, reifte auch in mir die Idee für einen solchen Abschiedsbrief und vor allem für die zwei Stapel. Er wäre sogar eine gute Analogie, denn 1995 habe ich auch einen Brief in die Runde verschickt. Ich erklärte in diesem Schreiben meine Lage und die medizinische Vorgehensweise. Damals war der heute normale Standard in der Medizin noch nicht bekannt. Außerdem wollte ich mit diesem Brief verhindern, dass unsere Kinder aus Mitgefühl angesprochen werden. Die Unkenntnis über meine Lage bei jenen hätte dazu geführt, dass unsere Kinder noch mehr verängstigt worden wären. Diesem Brief legte ich eine winzig kleine Tulpenzwiebel bei und bat alle, sie einzugraben. Es war Herbst, die Zeit zum Pflanzen. Der Herbst war in diesem Jahr 1995 für mich von besonderer Dichte und Bedeutung. Denn die Bäume ließen ihre Blätter fallen, mein Haupt seine Haare. Mir wurde noch nie so bewusst, wie im Herbst 1995, dass es ohne einen Herbst niemals wieder Frühling werden würde. Das Dunkle ist die Voraussetzung für das Helle, die Vorbereitung für das Wachstum. Und tatsächlich blühten diese Tulpen dann im Frühling 1996. Ich erhielt etliche Beweisfotos. Noch heute existieren Gärten, in denen sich diese Wildtulpen ausgebreitet haben. Mal sehen, wie ich es dann handhaben werde. Eine Überraschung muss bleiben. Auf alle Fälle weiß ich, sollte ich mich dafür entscheiden, dass mein Brief zwar ein Abschiedsbrief, aber in erster Linie ein Lebens-Dankbarkeitsbrief werden wird, vielleicht wieder mit Tulpenzwiebeln oder Blumensamen. Denn danke zu sagen für alles, was ich erleben durfte, mit all jenen, denen ich schreiben werde, das finde ich wirklich wichtig und gut. Es hat für mich eine Ebene mehr, als nur meinen Abschied zu übermitteln.

Bestattung

Wie schon erwähnt, habe ich lange überlegt und mit meiner Familie gesprochen, welcher Ort für meine letzte Ruhestätte der richtige ist. Unser Familiengrab, ein Baum auf einem Naturfriedhof, eine Wiese oder ganz frei, das Ausstreuen meiner Asche an einem Ort, wo dies möglich und erlaubt ist? Im Ergebnis habe ich mich zum Familiengrab entschieden, weil ich merke, dass Tradition und ein guter Platz dafür doch etwas sehr Schönes ist. Mein Mann und ich sind dabei, die Grabstätte auf Vordermann zu bringen. Die Umrandung muss gesäubert und die vielen Namen im Grabstein vom Steinmetz in eine neue Tafel gefügt werden. Dabei wird für unsere beiden Namen ein Platz vorgemerkt. Für mich ist es mittlerweile ein gutes Gefühl, jetzt öfters an diesen Ort zu gehen. Ich fühle mich heimisch bei den Mehnes und deren Lebensgeschichten. Die Erfahrung zeigt, dass solche Entscheidungen oft länger brauchen, als man manchmal meint, doch ist es wichtig, darüber Klarheit zu erlangen. Natürlich gehen auch immer Adhoc-Entscheidungen, doch wer wie ich besondere Vorstellungen hegt, sollte sie recherchieren und abwägen. Ich erlebe diese Zeit dafür als ausgesprochen kreativ und sinnstiftend, bringt sie doch eine Tiefe in den Austausch, der uns letztlich guttut.

Bei meiner Recherche bin ich auf ausreichende Informationen und Filmbeiträge im Internet gestoßen, die eindrücklich erklären, was in einem Krematorium passiert. Ich war überrascht, was ich zu dieser Phase meines Lebens noch nicht wusste. Vor allem stellte ich mir die möglicherweise berechtigte Frage: Ist in der Urne wirklich meine Asche enthalten? Wenn Babys in Krankenhäusern vertauscht werden, was natürlich selten passiert, aber von großer Bedeutung ist, dann ist es doch sicher ein Leichtes, auch die Asche mal aus Versehen in die falsche Urne zu geben? Gut, das wäre jetzt nicht das Schlimmste, denn letztlich ist es doch egal. Es spielen ganz andere Dinge eine Rolle als das. Grundsätzlich muss es mich gar nicht kümmern, denn diesen Teil der Reise gebe ich getrost in die Hände der Bestatterin. Sie wird dann alles organisieren und sich auch um den Termin und die Fahrt zum Krematorium kümmern.

Was passiert in einem Krematorium?

Mittlerweile ist die Einäscherung in Deutschland digital gesteuert. Die Menschen werden einzeln verbrannt, sodass eine Verwechslung prinzipiell wenig wahrscheinlich ist. Der Sarg erhält eine Identifikationskarte und eine Registrierungsnummer. Das Dokument wird an den Sarg getackert und die Nummer in einen Schamottestein eingraviert. Der Stein ist feuerfest und beim Verbrennungsvorgang in beiden Öfen immer dabei. Zuerst wird die sterbliche Hülle verbrannt, im zweiten Durchgang werden die Knochen auf über 1000° C erhitzt. Die Knochenreste gelangen dann in den Aschekasten und mithilfe eines Magneten werden Grobmetall und Implantate herausgeholt. Das Zahngold gehört eigentlich in die Urne, weil es als ein Teil des Körpers betrachtet wird. Es kann aber auch gesammelt und verkauft werden. Der Erlös geht meist an die jeweilige Stadt. Die Knochenreste kommen dann – ohne den Feuerstein – in die Knochenmühle, ein Gerät ähnlich einer großen Waschmaschine. Stahlkugeln zermahlen die Knochenfragmente und übrig bleibt dann die Totenasche, etwa zwei bis drei Kilogramm, die aussehen wie „graue Cornflakes" (*Wilhelm 2008*). Angeblich ist diese Größenordnung bei Erwachsenen nahezu identisch, egal wie dick oder dünn die Person zu Lebzeiten gewesen ist. Ich finde, diese Beschreibung hat doch etwas zutiefst beruhigendes.

Am Ende meiner Reise wird meine materielle Hülle also wie eine Schüssel Cornflakes sein. Darunter kann sich jeder etwas vorstellen, und es hat auch noch eine angenehme Assoziation. Außer mir mögen sicher viele Menschen Cornflakes. Dieser Rest wird in der sogenannten Aschekapsel zusammen mit dem Schamottestein verwahrt, sodass auch Jahrzehnte später meine Identität noch nachgewiesen werden könnte. Als letzten Schmuck erhält der Rest meines irdischen Seins die Über- oder Schmuckurne. Diese werde ich mir bei Gelegenheit noch aussuchen. Nicht zwanghaft, sondern nur, wenn ich eine finde, die mir gut gefällt. Womöglich überlasse ich das auch meiner Familie, weil ich ja nicht alles bis ins letzte Detail regeln muss. Ich will ja noch leben und dafür gilt es, die Kräfte zu bündeln. Mit diesen muss ich sparsam sein. Deshalb will ich auch hier abzuwägen, was noch realistisch möglich ist. Ich kann sicher einiges getrost lassen. Eine Urne auszusuchen ist in meinen Augen etwas Schönes, vielleicht vergleichbar mit der Besorgung eines schönen Pullovers.

Sicherheitshalber habe ich mich aber noch persönlich bei unserem Krematorium erkundigt. Dort existiert, wie in allen anderen Krematorien ein Abschiedsraum. Die Angehörigen dürfen zusehen, wie der Sarg in den ersten

Ofen geschoben wird. Alles andere wird dann mittels Monitor übertragen. Es dauert bis zu zwei Stunden, bis alles zu seinem Abschluss gekommen ist. Zeit also, in der sich der Abschied in geschütztem und kleinem Rahmen vollziehen lässt, für den, der es mag. Ich weiß nicht, ob ich so lange still sitzen würde. Lieber würde ich während dieser Prozedur vielleicht rausgehen in die Natur. Dort öffnet sich mein Herz schnell und leicht. Meine Gefühle kann ich leicht zulassen und mit der Umgebung verbinden. Natur ist immer gut für mich und der beste Platz, um traurige Erfahrungen in Liebe zu wandeln.

Das durfte ich im Sommer 2018 ganz direkt miterleben, bei den Erzählungen von Silke Szymura auf der sonnigen Terrasse eines Restaurants. Wir trafen uns durch einen wunderschönen Zufall auch auf der Messe „Leben und Tod" zuvor in Bremen im Mai 2018. Bei unserem Gespräch im Sommer erzählte sie mir von ihrem Freund Julian. Mit ihm reiste sie 2013 zusammen nach Nepal, um wie schon die Jahre zuvor, einen Verein zu besuchen, der dort Hilfe für Kinder leistete. Pflegeeltern, die Kinder aufgenommen haben, erhalten Unterstützung. Julian kippte dann mitten auf der Straße um und starb wenig später mit 29 Jahren in einem Krankenhaus. Silke war selbst erst dreißig und hatte mit dem Tod bis dahin nichts am Hut gehabt. Als IT-Expertin verdiente sie ihr Geld, es waren also Zahlen und eher das Rationale, was ihr Leben maßgeblich bestimmte. In Nepal gibt es keine Bestatter. Es ist üblich, dass die Familie sich um alles kümmert. „Es ist die Familie, die den Verstorbenen für die Zeremonie vorbereitet, das Kloster auswählt und kontaktiert, das Holz zur Feuerstelle trägt und stapelt, den Verstorbenen selbst dorthin trägt und auch bei der Verbrennung anwesend ist" (*Szymura 2017, 54*). In Nepal gibt es auch keine Särge, nur ein weißes Tuch umhüllt den Leichnam. Und es ist dann auch Silke, die das Feuer anzündet und stundenlang dort sitzt, sich wärmen lässt und in dieser Zeit die Erfahrung machen darf, dass sie mit dem Bewusstsein von Julian in Kontakt ist. In Nepal gibt es keine Friedhöfe, die Asche wird dem Wind überlassen oder in den Fluss gegeben. Julians Reste kommen in ein großes Einmachglas aus Plastik, denn er muss zurück nach Deutschland gebracht werden. „Ich wickele mein Halstuch um das Glas, damit es nicht ganz so trostlos aussieht und mit der Vorstellung, Julian damit irgendwie zu wärmen, in etwas von mir zu hüllen" (*Szymura 2017, 63*). Dieses Erlebnis hat Silkes Leben erschüttert und grundlegend geändert. Ihren Beruf als IT-Fachfrau hat sie aufgegeben und nach einer Auszeit ist sie heute Bestatterin, Autorin und hilft vielen Menschen mit ihrer besonderen Erfahrung, den Tod leichter zu begreifen. Ich fragte sie, ob sie meinen würde, dass ihre Trauer um Julian anders verlaufen wäre, wenn ihr das in Deutschland passiert wäre. Natürlich, so bitter es für sie gewesen war, so dankbar ist sie heute, dass sie in Nepal durch den anderen Umgang mit dem Tod eine so neue und vor allem von Liebe getragene Sicht auf das Leben und den Tod erfahren durfte. Ich stelle mir vor, wie es wäre, wenn wir in Deutschland etwas mehr Freiraum hätten, um den Umgang mit unseren Toten zu leben. Alleine die Sargpflicht und den Friedhofszwang, die Bindung an einen vorgegebenen Ort, allgemein zu lockern, fände ich ein erstrebenswertes Ziel. Heute sind viele Friedhöfe schon an etlichen Stellen verwaist, weil die Naturbestattung so viel Zuspruch erfährt. In der Schweiz gibt es die sogenannte Aschefreiheit und damit auch die Möglichkeit, ähnlich wie in Nepal, die Reste eines lieben Menschen in die Natur zurückzugeben. Die Sargpflicht existiert in manchen Bundesländern noch immer, der Friedhofszwang gilt generell. Nur das Bundesland Bremen hat ihn bisher gelockert. Seit 2015 darf dort die Asche von Verstorbenen auf Privatgrundstücken und festgelegten öffentlichen Flächen des Landes verstreut werden.

Womöglich wird es nicht mehr so lange dauern, bis weitere Bundesländer neue Wege beschreiten. Einer davon wäre, die enorme Wärme der Krematorien zu nutzen. Einige Kommunen machen genau das und haben die ethischen Bedenken zugunsten unserer Umwelt aufgehoben. Sie speisen die Abwärme in das Fernheizungssystem ein oder nutzen es zur Beheizung der Friedhofsgebäude.

Die Trauerfeier und die Totenrede

Wenn es nur nach mir ginge, dann bräuchte ich keine Trauerfeier. Das mag egoistisch klingen, wenn ich auf das letzte Geleit verzichte, das mir und meiner Familie als Zeichen des Respektes und der Würdigung dienen soll. Aber irgendetwas hindert mich derzeit daran zu denken, dass dann noch eine große Zeremonie folgen soll, wenn ich doch in aller Stille und Ruhe habe gehen dürfen. Für mich wäre es stimmig, wenn im kleinsten Kreise Abschied genommen würde, denn eine Trauerfeier bedeutet Trubel, Stress und Aufregung. Alle, die sich von mir verabschieden wollen, hätten genug Zeit, das vor meinem Sterben zu tun, denn ich gehe offen damit um. Hier bin ich noch im Gespräch mit meinem Mann und unseren Kindern. Mal sehen, wie sich alles fügen wird. Wie bei all den anderen Punkten bleibe ich auch hier offen. Wie schon mehrfach erwähnt, soll es so sein, wie es für alle stimmig ist. Das entscheidet dann oft die Situation selbst. In der habe ich dann nichts mehr zu sagen, und letztlich ist es egal. Meine Familie kennt mich gut genug und ist kreativ genug, um dann alles so zu regeln, wie es passt. Eine Totenrede im klassischen Sinne, bei der dann doch immer nur Gutes gesprochen und der Lebenslauf dargelegt wird, bräuchte ich für mich nicht. Auch für die anderen, meine ich, wäre es nicht wirklich nötig, weil mich doch alle kennen. Nur eines habe ich vorbereitet, weil es mir so immens wichtig ist. Im Laufe der letzten Jahre habe ich eine Pfarrerin kennenlernen dürfen, die die Gabe hat, ihre Texte so zu formulieren, dass es mir eine wahre Freude ist. In unseren Gesprächen und bei den gemeinsamen öffentlichen Veranstaltungen habe ich festgestellt, dass wir eine tiefe Übereinstimmung in der Beziehung zur Spiritualität haben. Eine Spiritualität, die urchristlich ist und sich vom klassischen Kirchenglauben befreit hat. Eine überkonfessionelle Spiritualität ist, die den wesentlichen Kern aller Konzepte enthält. Diese Pfarrerin ist in meinen Augen die einzige, der ich eine Totenrede zutraue, die wirklich zu mir passt. Sie hat mir versichert, dass sie es dann irgendwie hinbekommen wird, diese auch zu halten. Sie kommt aus Berlin, was nicht gerade um die Ecke liegt. Noch schöner aber ist, dass wir uns noch mehrmals zu treffen vorhaben, um noch genauer zu besprechen, was ich mir wünsche. Meine Hoffnung ist, dass sie als Außenstehende die große Fähigkeit besitzt, das auszusprechen, was mir im Leben oft nicht gelungen ist. Oder anders ausgedrückt, was meine Lieben aus meinem Munde nicht annehmen konnten. Ich halte es für möglich, dass die Herzen meiner Familie sich zu diesem Zeitpunkt so öffnen werden, dass sie die Tiefe meiner Spiritualität dann neu erfassen können.

Trauer

Deine Trauer ist auch meine Trauer. Das sagt sich so leicht und fühlt sich auch stimmig an. Doch bei genauerer Betrachtung ist es nicht so, denn jeder trauert anders und hat ein gutes Recht genau hier seine individuellen Möglichkeiten und Fähigkeiten einzusetzen. Überschneidungen wird es sicher immer wieder geben, das ist das Tröstliche und Gute daran. Trauer ist etwas, was in uns wirkt und uns freuen oder quälen kann. Sie kann entlastend sein, weil es endlich geschafft ist. Sie kann wütend machen und die quälende Frage nach dem „Warum?“ auf den Plan rufen. Warum muss ich das erleben? Ja, warum? Ich würde sagen, warum darf ich das erleben? Woran darf ich wachsen? „Trauern ist die Lösung, nicht das Problem“, so meint Chris *Paul (2017, 7)*, eine der renommiertesten Trauerbegleiterinnen Deutschlands. In ihren Augen sind Trauerprozesse Lösungsprozesse, weil ein inneres Programm dafür in uns angelegt ist, das uns dann zur Verfügung steht. Trauernde machen auch meist alles richtig, wenn sie auf sich selbst hören. *Wenn* sie auf sich selbst hören! Das sollten sie unbedingt tun! Bitte sich nicht vor lauter Trauer zu sehr auf die Meinungen anderer verlassen. Vielleicht liegt ja hier genau der Knackpunkt in der Trauer. Es ist der ultimative Punkt im Leben, um zu lernen, ganz auf sich zu hören. So gesehen eine Chance und etwas Gutes im vermeintlich Schlechten. Achtzig Prozent schaffen den Trauerprozess ohne fachliche Unterstützung, weil meist Freunde und Familie dann zur Stelle sind (*Paul 2017*). Trauern ist demnach etwas völlig Natürliches, und ich wünschte mir, wir würden das intensiver wissen und anerkennen. Damit könnten wir es uns leichter machen. Das Natürliche und im Lebenslauf Vorgesehene würde dann zu etwas Leichtem und es entspräche damit dem Schweren aus meinem Prolog, von dem Laotse meint, es beginne stets als Leichtes. Warum kann es nicht auch leicht enden, wenn sich doch ein Kreis schließt? Letztlich ist der Trauerprozess aus meiner Perspektive auch dafür gut, um uns dafür zu öffnen, das Leben in einem größeren Zusammenhang zu betrachten. Daraus erwächst Hoffnung und eine tiefere Dimension, unsere wahre Natur zu begreifen.

> *„Jeder trägt einen ‚Funken' in sich, eine innere Quelle der Hoffnung. Selbst Menschen, die von sich behaupten, keiner Religion anzugehören, können in Wirklichkeit tief spirituell sein" (Longaker 1997, 173).*

Mir persönlich ist dieses Kommen und Gehen mittlerweile so vertraut geworden, dass ich es als das Natürlichste der Welt ansehe. Durch meine eindringliche Erfahrung, dass wir ohne den Winter nie einen Frühling erleben werden und ohne den Tod nie das Leben wirklich lieben und für uns gewinnen können, bin ich mittlerweile ziemlich stark geworden. Diese Stärke hat eine Leichtigkeit und Lockerheit zur Folge, die mich zu einer Art Vorreitern für den Umgang mit dem Schweren machen kann. Ich muss, wie viele Trauernde, auf mein Inneres hören. Bin ich hier liebevoll und konsequent, dann geht es mir gut. Geht es mir gut, dann geht es letztlich allen gut. Am wichtigsten ist mir dies natürlich für meine Familie. Eine einfache Weisheit, die für mich auch an unsere christlichen Wurzeln anknüpft und in allen Religionen eine Entsprechung findet. Liebe deinen Nächsten, wie dich selbst. Diese Selbstliebe ist für den Trauerprozess vielleicht eine notwendige und heilende Weisheit. Deshalb meine ich, wer sich an meiner Leichtigkeit dem Schweren gegenüber stört, der möge bitte bei sich selbst nachsehen, warum es so ist. Mein Entschluss zum Sterbefasten ist letztlich auch aus diesem Wunsch erwachsen. Es muss irgendwie leicht gehen, alles andere kann und will ich nicht mehr ertragen. Mein Maß an Tapferkeit ist nun erschöpft. Diese Form zu sterben erachte ich nach allem, was ich sorgfältig geprüft habe, noch immer als die sanfteste und stimmigste Form für mich und mein Leben. Dazu gesellt sich für mich persönlich die tief greifende Einsicht, dass ich mich selbst aus dem Käfig des irdischen Leibes entlassen werde und in eine andere Form des Seins übergehe. Meine Trauer ist also auch Freude und Hoffnung. Sie wandelt sich in Wehmut, wenn ich an die Trauer unserer Kinder und die meines Mannes denke. Aber vielleicht kann ich auch hier in der verbleibenden Zeit noch etwas vorleben, was ihnen dienlich ist, ihre ureigene Trauer um mein Gehen von der Welt, zu einem stimmigen Teil ihres Lebens zu machen. Chris Paul benutzt für diesen Kreislauf Begriffe aus dem Sport:

> *„Ein Trauerprozess [...] ähnelt mehr einer Spirale (man läuft größer werdende Runden auf einem Sportplatz) oder einem Labyrinth (man läuft einen Marathon [...] und wird in vielen Schleifen und Windungen immer durch dieselben Gebiete geleitet). [...] Es ist eher, als würden die Kreise immer weiter und dabei kämen immer mehr Facetten hinzu: Facetten des Lebens, in denen der Verlust keine Rolle spielt“ (Paul 2017, 14).*

Die Spiralen der Trauer könnten beim Sterbefasten insofern etwas anders verlaufen, weil es sich hier um einen sehr bewussten Prozess handelt. Sowohl für den Sterbenden, als auch für die Begleitenden und Dableibenden.

Die Auseinandersetzung beginnt idealerweise früh, somit auch der Abschiedsprozess. An anderer Stelle sprach ich vom Entlieben, vom langsamen Sich-Freigeben und damit von einer häppchenweise vorweg genommenen Trauer, die in meinen Augen einen Trauerverlauf begünstigen kann.

Um Trauernden die Trauer vielleicht ein wenig zu erleichtern, möchte ich hier noch eine quälende Frage beantworten, die sich manche sicher stellen werden. In vielen Köpfen schlummert die grässliche Vorstellung, ein Mensch würde beim Sterbefasten verhungern und verdursten. Das wäre unmenschlich und ethisch nicht vertretbar. Doch viele Studien belegen, dass es eben nicht so ist. Bei alten Menschen hat das Hunger- und Durstgefühl auf physiologische Weise schon abgenommen. Viele alte Menschen essen viel weniger, als junge Menschen. Auch in meiner Altersgruppe sind diese Veränderungen schon vorhanden. Nahrung brauchen die meisten Menschen ab Fünfzig weniger, denn der Stoffwechsel stellt sich in dieser Lebensphase um und das Bewegungspensum ist meist kleiner geworden. All jene, die in diesem Alter trotzdem weiter futtern, merken es dann am Hüftgold, wie es so schön heißt. Wer aber wie ich krank ist, und wem das Essen sowieso keine Freude mehr macht, dem fällt es nicht schwer, damit aufzuhören. Denn es ist leider nur noch deshalb notwendig, um vorwärtszukommen, wie das Betanken eines Autos. Für mich wird es eine Erlösung sein, wenn ich nicht mehr essen muss. Konnte ich früher zum Frühstück locker eineinhalb Liter grünen Tee trinken, so schaffe ich heute oft nur einen halben Liter. Nach 17 Uhr habe ich gar keinen Durst mehr. Das Glas Wasser auf dem Nachtschränkchen bleibt meist unberührt. Ein Schluck dient lediglich zur morgendlichen Tabletteneinnahme.

Wichtig, und das lässt sich in den Büchern über Sterbefasten und über die Pflege am Lebensende nachlesen, ist die Mundpflege. Trockene Schleimhäute erzeugen das Durstgefühl. Wird die Mundpflege gut durchgeführt, ist auch das Durstgefühl erträglich oder vielleicht kaum vorhanden. Flüssigkeit im Sterben zu geben ist in mehrerer Hinsicht unsinnig, so schrieb ich schon an anderer Stelle. Einmal ist der Schluckreflex häufig nur noch schwer möglich und es droht ein Verschlucken. Zum anderen fördert Flüssigkeit das Verschleimen der Lunge. Der Hustenreflex wird aber im Sterben vom Gehirn heruntergefahren, sodass Trinken sogar eine Qual darstellt. Der Palliativmediziner Borasio spricht davon, dass die Flüssigkeitsgabe am Lebensende, auch mittels Infusionen, kein Therapieziel mehr darstellt und damit kontraproduktiv ist. Es ist nach seinem Dafürhalten eine Leidensverlängerung (*Borasio 2017*). Leider werden diese Tatsachen in der emotionalen Verquickung im Abschied nicht oder kaum beachtet. Das Thema der Schuld halte ich noch für wichtig. Ich denke, dass sich kein Angehöriger schuldig fühlen muss, wenn er um einen lieben Menschen trauert, der durch Sterbefasten von dieser Welt gegangen ist. Im Gegenteil, er kann sogar beruhigt sein. Der Entschluss für diese Form des Sterbens ist eine bewusste Entscheidung. Außerdem nimmt jeder beim Sterbefasten einen fast normalen Sterbeprozess in Kauf. Keiner trägt irgendeine Schuld, auch nicht dafür, dass es nicht gelungen ist, dem Sterbewilligen das Sterbefasten noch auszureden. In meinem Fall kann ich mit der vollen Überzeugung und der ganzen Liebe in meinem Herzen sagen, dass keiner meiner Lieben sich schuldig fühlen muss. Dieser Tod wird mein Tod sein, den ich mir so erarbeitet und ersehnt habe. Den ich mit der vollen Überzeugung, dass es so für mich am besten ist, sterbe. Statt Schuld dürfen alle, die um mich trauern, lieber Stolz für mich empfinden. Stolz auf meinen Mut und meine Kraft im Sterben. Wenn es meinen Lieben dann irgendwann gelungen ist, meinen Weg – so wie er war – anzunehmen, dann können sie auch stolz auf sich sein. Denn dieser Prozess ist sicherlich eine Herausforderung und ein Wachstumsprozess, den ich ihnen zumuten muss. Ich mache es, mit der liebevollen Gewissheit, dass es das Natürlichste von der Welt ist.

Anhang

Listen

Diese Anregungen helfen den Überblick zu bewahren, um möglichst gut auf das Sterbefasten vorbereitet zu sein. Ich habe sie in drei Kategorien eingeteilt: vorher – währenddessen – nachher. Es ist klar, dass alle Punkte vor dem Start mit dem Sterbefasten durchdacht und erledigt werden sollten. Die hier vorgeschlagene Reihenfolge hilft, den zeitlichen Ablauf für den Prozess des Sterbefastens im Auge zu behalten.

Vorher

Informationen einholen
Auflisten der Gründe: dafür/dagegen/unentschieden
Austausch: Gespräche mit Menschen zum Thema suchen
Selbstreflexion: Zeitfenster zum kritischen prüfen festlegen/schriftliche Dokumentation/Tagebuch/Zweifel zulassen

Familie/Freunde einweihen: (sollten sich Gespräche verhärten, bitte bedenken, dass hier ein Mediator/Supervisor helfen kann)

Letzte-Hilfe-Kurs

Vollmachten erstellen: Vorsorgevollmacht/Patientenverfügung/Garantenpflichtentbindung/Videobotschaft/evtl. Einholen einer Beglaubigung der Einsichtsfähigkeit

Dokumente sortieren: Erbfolge beachten/Testament erstellen/digitalen Nachlass klären/Geburtsurkunde/Heiratsurkunde

Diagnosen- und Medikationsliste erstellen

Arzt suchen: Vorgespräch/Notfall besprechen/Medikamente
Pflegedienst suchen: Vorgespräch/Notfall besprechen/Verlauf Sterbefasten besprechen/Todesursache (natürlicher Tod) für den Totenschein besprechen

SAPV suchen: Vorgespräch/Notfall besprechen

Mundpflege: Geschmacksrichtungen ausprobieren/Eiswürfel testen/evtl. AIR-Gerät der Firma Biozoon kaufen und testen/künstlichen Speichel besorgen und testen

Telefonliste: alle wichtigen Telefonnummern notieren/Einspeichern ins Telefonbuch

Vermächtnis: Briefe/Fotoalben/Filme/Stammbaum etc.
Vermächtnisliste: Wer soll später was erhalten?
Ordnung/Aufräumen: Liste für Prioritäten/Zeitplan/Wer kann helfen?

Löffelliste
Erfüllung letzter Wünsche

Währenddessen

Begleiter: Liste mit Telefonnummern / Erreichbarkeit / Fähigkeiten
Liste mit Anweisungen für Begleiter: Berührung / Schmerz / Atmung / Texte / Musik etc.
Liste der Tätigkeiten zum Beginn des Sterbefastens: Was tun in der essensfreien Zeit?
Liste Versorgung der Begleiter: Essen und Trinken / Papier und Stifte / Ansprechpartner für Nöte der Begleiter

Ort für das Sterbefasten: Hospiz / Palliativstation / Pflegeheim / Zuhause (eigenes Bett / Pflegebett im Schlafzimmer oder Wohnzimmer? / Antidekubitusmatratze?)

Pflegeartikel: Abführmittel / Stecklaken / Unterlagen / Windeln / Toilettenstuhl / Urinflasche (kann auch später durch den Pflegedienst noch besorgt werden)

Mundpflege: Liste ausdrucken / Eiswürfel herstellen / künstlicher Speichel / Sprühflasche für die Mundpflege (3 Sprühhübe = 2 ml) / Butter und Sahne erzeugt einen Film auf der Mundschleimhaut / Prophylaxe Pilzinfektionen / Pflegestift Lippen

Schleimhäute: Augentropfen / Augenspray

Medikamente: Schmerzmittel / Beruhigungsmittel / Schlafmittel / Übelkeit / Verstopfung

Flüssigkeit: max. 50 ml pro Tag zur Mundpflege / ein Eiswürfel = 5 ml

Danach

Totenschein: FVNF = natürlicher Tod
Totenkleidung
Totenfürsorge
Totenwache

Bestattung: Bestattungsverfügung / Bestatter / Sarg – Urne / Bestattungsart (Erd- oder Feuerbestattung?) / Ort / Finanzielle Absicherung

Trauerfeier: kirchlich mit Pfarrer / frei mit Trauerredner oder Familie und Freunden / vor der Beisetzung / Krematorium / am Grab / im engsten Familienkreis – nur mit Freunden und Bekannten – öffentlich / Musik / Blumenschmuck / Trauerkarten / Traueranzeige

Abschiedsfest
Abschiedsbrief / Dankesbrief

Zeit der Trauer: Ansprechpartner für die Dagebliebenen / Liste für Ansprechpartner in der Region

Gedenkort / Erinnerungsplatz in der Wohnung: Foto / persönlicher Gegenstand / Blumen / Kerze

Dankeschön für die Begleiter: Mit einem persönlichen Dankeschön Lebewohl sagen / Beauftragung einer Person zur Übergabe dieses Präsentes

Adressen

Unter den hier angeführten Adressen finden Sie Informationen und Hilfe bzgl. der Themen dieses Buches:

Allgemeine Informationen:
Hier finden sich Informationen zur Mundpflege, das Positionspapier FVET und zum nationalen Hospiz- und Palliativregister:
Deutsche Gesellschaft für Palliativmedizin e.V.
Geschäftsstelle
Aachener Str. 5
10713 Berlin
Tel.: 030/30 10 10 00
Fax: 030/30 10 10 016
E-Mail: dgp@palliativmedizin.de
www.dgpalliativmedizin.de

Deutscher Hospiz- und PalliativVerband e.V.
Aachener Straße 5
10713 Berlin
Tel.: 030/82 00 75 80
E-Mail: info@dhpv.de
www.dhpv.de

Deutsche Gesellschaft für Humanes Sterben (DGHS) e.V.
Kronenstr. 4
10117 Berlin
Tel.: 030/21 22 23 37 0
Fax: 030/21 22 23 37 77
E-Mail: info@dghs.de
www.dghs.de

Informationen zum Sterbefasten:
Website vom Autorenpaar zur Nieden
www.sterbefasten.com

Website der Stiftung Palliacura und Exit
Diese Seite enthält gute Informationen, auch zu verschiedenen Fällen. Der Verein selbst bietet aber keine Begleitung beim Sterbefasten an, hält diese Methode aber für eine althergebrachte und humane Möglichkeit, selbstbestimmt aus dem Leben zu scheiden.
www.sterbefasten.org

Juristische Informationen zu Patientenrechten am Lebensende:
Rechtsanwaltssozietät
Wolfgang Putz, Alexander Sessel, Beate Steldinger
Kanzlei für Medizinrecht
Quagliostr. 7
81543 München
Kontakt:
Tel.: 089/65 20 07
Fax: 089/65 99 89
E-Mail: kanzlei@putz-medizinrecht.de
www.putz-medizinrecht.de

Ärztliche Zweitmeinung:
Kassenärztliche Bundesvereinigung KdöR
Herbert-Lewin-Platz 2
10623 Berlin
Tel.: 030/40 05 00
Fax: 030/40 05 15 90
E-Mail: info@kbv.de
www.kbv.de

Deutsche Stiftung Patientenschutz
Europaplatz 7
44269 Dortmund
Tel.: 0231/73 80 73 0
Fax: 0231/73 80 73 1
E-Mail: info@stiftung-patientenschutz.de
www.stiftung-patientenschutz.de

Informationen über Patientenrechte:
Bundesministerium für Gesundheit (BMG)
Erster Dienstsitz: Rochusstraße 1, 53123 Bonn
Zweiter Dienstsitz: Friedrichstraße 108, 10117 Berlin (Mitte)
Tel.: 030/18 44 10
Fax: 030/18 44 14 900
E-Mail: poststelle@bmg.bund.de
www.bundesgesundheitsministerium.de

Bundesnotarkammer
Mohrenstraße 34
10117 Berlin
Tel.: 030/38 38 66 0
Fax: 030/38 38 66 66
E-Mail: bnotk@bnotk.de
www.bnotk.de

Informationen zur Mundpflege:
Leitlinie der Deutschen Gesellschaft für Palliativmedizin
https://www.dgpalliativmedizin.de/images/stories/Leitlinie_Mundpflege_in_der_letzten_Lebensphase_end.pdf

seneoPro AIR-Set mit Pumpe
Biozoon GmbH
Nansenstraße 8
27572 Bremerhaven
Tel.: 0471/92 92 85-0
Fax: 0471/92 92 85-19
E-mail: info@biozoon.de
www.biozoon.de

Auf dieser Seite finden sich interessante Informationen zur Mundpflege und zum Thema Nahrungsverweigerung bei Demenz:
https://nahrungsverweigerung.de/mundpflege-bei-schwerstkranken-und-sterbenden-menschen/
Wilhelmstr. 66
90766 Fürth
Tel.: 0911/47 77 98 96
E-Mail: kontakt@nahrungsverweigerung.de

Sterbeammen:
Informationen zur Ausbildung und Hilfe beim Finden einer Sterbeamme
www.sterbeamme.de
Brookkehre 11
D-21029 Hamburg
Tel.: 040/72 42 42 0
Fax: 040/72 42 21 4

Letzte Hilfe Kurse:
Letzte Hilfe Deutschland gemeinnützige UG
August-Sach-Straße 37
24837 Schleswig
Tel.: 069/13 02 55 62 80
Fax: 069/13 02 55 62 81
E-Mail: kontakt@letztehilfe.info
www.letztehilfe.info

Sorgende Gemeinschaften:
Institut für Sozialarbeit und Sozialpädagogik e. V.
Ansprechpartner zum Thema
Zeilweg 42
60439 Frankfurt a. M.
E-Mail: info@iss-ffm.de
Tel.: 069/95 78 90
Fax: 069/95 78 91 90
www.iss-ffm.de/themenbereiche/alter/subdir1/118.Sorgende-Gemeinschaften.html

Verein Hiergeblieben-Kranichstein e.V.
Bartningstraße 9
64289 Darmstadt
Tel.: 06151/78 71 50 8
E-Mail: info@hiergeblieben-kranichstein.de
www.hiergeblieben-kranichstein.de

Bundesverband Trauerbegleitung e.V. am Pfalzklinikum AdöR
Weinstraße 100
76889 Klingenmünster
Tel.: 05545/69 90 130
E-Mail: info@bv-trauerbegleitung.de
www.bv-trauerbegleitung.de

Deutsches Verzeichnis für Trauercafés und Trauergruppen:
Elsässer Str. 8
22049 Hamburg
Tel.: 040/69 14 760
E-Mail: info@trauerhilfeseiten.de
www.trauergruppe.de

Totenkleidung herstellen:
Arnheim – Niederlande
www.totenkleid.de

Kieler Akademie für Thanatologie e.V.
Prof. Dr. Enno Edzard Popkes
Leibnitzstraße 4
28118 Kiel
Tel.: 0431/88 02 30 9
Fax: 0431/88 01 79 5
E-Mail: enno.edzard.popkes@theol.uni-kiel.de
www.kiath.de

Informationen über Nahtoderfahrungen
www.licht-ohne-schatten.de

Thanatos – Verein zur Publikation von Erkenntnissen aus Sterbeforschung, Hospizarbeit und Jenseitsforschung
Wimmerstraße 15
8063 Eggersdorf
Österreich
E-Mail: thanatos.tv@icloud.com
www.thanatos.tv

Sepulkralmuseum
Weinbergstraße 25-27
34117 Kassel
Tel.: 0561/91 89 30
Fax: 0561/91 89 310
E-Mail: info@sepulkralmuseum.de
www.sepulkralmuseum.de

Medienprojekt Wuppertal e.V.
Das Medienprojekt Wuppertal e. V. hat in seinem Programm viele Filmdokumentationen zum Thema Sterben (selbstbestimmt), Trauer, Tod und Sterbefasten, wie auch außergewöhnliche Lebensformen im Alter.
Hofaue 59
42103 Wuppertal
Tel.: 0202/56 32 64 7
Fax: 0202/44 68 69 1
E-Mail: info@medienprojekt-wuppertal.de
www.medienprojekt-wuppertal.de

Literatur

Anbeh, T. (2006): Träume bei Intensivpatienten. In: Kammerer, T. (Hg.): Traumland Intensivstation – Veränderte Bewusstseinszustände und Koma, Interdisziplinäre Expedition. Book on Demand, Norderstedt, 295-414

Bergfeld, S., von Hören, A. (2016): Gemeinsam Alleinsein. Medienprojekt, Wuppertal

Benz, S., Möllers, J.: Sarggeschichten. In: http://sarggeschichten.de, 28.1.2019

Bolling, G. (2010): Palliative Care für alte und demente Menschen lernen und lehren. LIT-Verlag, Münster

Borasio, G. D. (2017): Selbstbestimmt sterben, 2. Aufl. dtv, München

Brönnimann, S. (2012): Wenn die Zeit sich neigt. Kösel, München

Bundesgesundheitsministerium(2018): Definition: chronisch Krank.In: https://www.bundesgesundheitsministerium.de/service/begriffe-von-a-z/c/chronisch-kranke-menschen.html, 19.1.2019

Chang, C. (2011): o.T. In: http://candychang.com/, 2.2.2019

Cardinal, C. (2013): Sterbe- und Trauerbegleitung, ein praktisches Handbuch. 3. Aufl. Patmos, Ostfildern

Chabot, B., Walther, C. (2017): Ausweg am Lebensende. 5. Aufl.; 6. Aufl. 2021; Ernst Reinhardt, München

Dasch, B., Blum, K., Gude, P., Bausewein, C. (2015): Place of death: trends over the course of a decade—a population-based study of death certificates from the years 2001 and 2011. Dtsch Arztebl Int 2015; 112: 496–504. DOI: 10.3238/arztebl.2015.0496

Delhey, M. (2005): Zum Verständnis der Selbsttötung im Buddhismus. In: www.buddhismuskunde.uni-hamburg.de/pdf/4-publikationen/buddhismus-in-geschichte-und-gegenwart/bd10-k08delhey.pdf, 5.6.2019

DGP (Deutsche Gesellschaft für Palliativmedizin) (2019): Positionspapier der Deutschen Gesellschaft für Palliativmedizin zum freiwilligen Verzicht auf Essen und Trinken. https://www.dgpalliativmedizin.de/phocadownload/stellungnahmen/DGP_Positionspapier_Freiwilliger_Verzicht_auf_Essen_und_Trinken%20.pdf, 22.04.2020

Dosa, D. (2011): Making Rounds with Oscar: The Extraordinary Gift of an Ordinary Cat. Hachette Books, New York

Ehrenberg, B. (2018): Was passiert mit der Liebe, wenn der Partner zum Pflegefall wird? Rowohlt, Hamburg

Elsässer, E. (2019): o.T. In: https://www.evelyn-elsaesser.com/de/, 28.1.2019

Elsässer, E. (2020): Nachtod-Erfahrungen – Spontane Begegnungen mit Verstorbenen, Crotona edition, Amberg

Ewald, G. (1998): Die Physik und das Jenseits – Spurensuche zwischen Philosophie und Naturwissenschaft. Pattloch, Augsburg

Ewald, G. (2006): Nahtoderfahrungen. Topos, Kevelar

Frankl, V. (2000): … trotzdem ja zum Leben sagen. Ein Psychologe erlebt das Konzentrationslager. 19. Aufl. dtv, München

Fromm, E. (1972): Psychoanalyse und ZEN-Buddhismus, Bd. 6, Religionen. Suhrkamp, Frankfurt, 313

Fuchsberger, J. (2011): Altwerden ist nichts für Feiglinge. Gütersloher Verlagshaus, Gütersloh

Ganzini, L. (2006): Artifical nutrition an hydration at the end oft live: Ethics and evidence. Palliative an Supportive Care 4, 135-143.

Gläß, E. (2019): Wiederbelebung in Notfallsituationen. In: Die Zeitschrift der Deutschen Gesellschaft für Humanes Sterben, Heft 1, 10-11

Grönemeyer, H. (2018): o.T. In: Zeitschrift Brigitte, Heft 24, 60-64

Hanke, R. (2016): Sterbefasten – Freiwilliger Verzicht auf Nahrung und Flüssigkeit. In: Columbia. Das Palliativ-Portal Magazin. Ausgabe 2.2016, 22

Brecht, B. (2002): Liebesgedichte. Ausgewählt v. W. Hecht. Inseltaschenbuch, Berlin

Hören von, A. (2013): Sterbefasten – Freiheit zum Tod. Eine Dokumentation über den freiwilligen Verzicht auf Nahrung und Flüssigkeit von Marion M.; DVD, Medienprojekt Wuppertal

Houck, J. A. (2005): „The Universal, Multiple, and Exclusive Experiences of After-Death Communications“, in Journal of Near-Death Studies, 24

Huemer, W. (2018): Prof. G. Brüntrup: Nahtoderfahrungen und das Rätsel des Bewusstseins. Thanatos TV, Eggersdorf

Klein, L., Weigel, H.-G. (2014): Sorgende Gemeinschaften – Vom Leitbild zu Handlungsansätzen. Institut für Sozialarbeit und Sozialpädagogik e. V., Frankfurt a.M.

Kronawitter, M. (2015): Selbstbestimmt sterben – wenn Leben unerträglich wird. Bayrischer Rundfunk, München In: https://www.br.de/mediathek/video/stationen-genug-gelitten-selbstbestimmt-sterben-av:59cce4f-8ca9b380012942913, 29.1.2019

Levine, A. P. (2011): Sprache ohne Worte – Wie unser Körper Trauma verarbeitet und uns in die innere Balance zurückführt. Kösel, München

Lommel van, P. (2009): Endloses Bewusstsein – Neue medizinische Fakten zur Nahtoderfahrung. Patmos, Ostfieldern

Lommel van, P. Wees, R. van, Meyers, V., Elfferich, I. (2001): „Near-death experience in survivors of cardiac arrest: a prospective study in the Netherlands. The Lancet 358, 2039-2045

Longaker, C. (1997): Dem Tod begegnen und Hoffnung finden. Piper, München

Luckwaldt, F. (2018): Ich will selbstbestimmt sterben! Ernst Reinhardt, München

Mehne, S. (2005): Winterfell. Wiesenburg, Schweinfurth

Mehne, S. (2013): Licht ohne Schatten – Leben mit einer Nahtoderfahrung. Patmos, Ostfieldern

Mehne, S. (2016): Der große Abflug – Wie ich durch meine Nahtoderfahrung die Angst vor dem Tod verlor. Patmos, Ostfieldern

Mehne, S., Haupter, L. (2002): Vom Tun und Lassen – Grundlagen der Systemischen Physiotherapie. Pflaum, München

Meyer, P. (2009): Burn-out bei Ärzten: „Die schlimmste Zeit meines Lebens". Deutsches Ärzteblatt, Jg.106, Heft 7, 292-293

Morgenstern, Chr. (1964): Wer vom Ziel nicht weiß – Aphorismen. Piper, München

Nahm, M. (2012): Wenn die Dunkelheit ein Ende findet – Terminale Geistesklarheit und andere Phänomene in Todesnähe. Crotona, Amerang

Nieden, C. zur (2016): Sterbefasten. 2. Aufl. Mabuse, Frankfurt a.M.

Paul C. (2017): Ich lebe mit meiner Trauer. Gütersloher Verlagshaus, Gütersloh

Peng-Keller, S. (2017): Sinnereignisse in Todesnähe. Traum und Wachvisionen Sterbender und Nahtoderfahrungen im Horizont von Spiritual Care. De Gruyter, Berlin

Peng-Keller, S. (2016): Palliative Imagination und Spiritual Care am Lebensende. Zeitschrift der Schweizerischen Gesellschaft für Palliative Medizin, Pflege und Begleitung, palliative ch, 1-2017,12-15

Popkes, E. E. (2017): o.T. In: https://www.kiath.de, 20.05.2020

Prause, V., Eichhorst, S. (2015): Der Himmel so weit – Vom selbstbestimmten Sterben der Monika Prause. Ludwig, München

Putz, W., Steldinger, B. (2016): Patientenrechte am Ende des Lebens. Vorsorgevollmacht, Patientenverfügung, Selbstbestimmtes Sterben. Beck in dtv, München

Radbruch, L., Nauck, F., Sabatowski, R. (2005): Was ist Palliativmedizin? In: www.dgpalliativmedizin.de/images/stories/Was_ist_Palliativmedizin_Definitionen_Radbruch_Nauck_Sabatowski.pdf, 05.05.2019

Radbruch, L., Münch, U., Maier, B.-O. (2019): Thema Palliativmedizin: Umgang mit Sterbewünschen, Deutsches Ärzteblatt, Jg. 116, Heft 41, A 1828–32

Rilke, R.-M. (1963): Die Aufzeichnungen des Malte Laurids Brigge. Insel, Frankfurt a.M.

Rilke, R. M. (1988): Lektüre für Minuten – Gedanken aus seinen Büchern und Briefen. Hrsg. von Michels U., Michels, V. Insel Verlag, Frankfurt a.M.

Rilke, R.-M. (1901): An Emanuel von Bodman. http://rilke.de/briefe/170801.htm, 14.1.2019

Ring, K.,Cooper, S. (2011): Wenn Blinde sehen – Mindsight – Nahtoderfahrungen bei Blinden. Santiago, Goch

Robert-Koch-Institut (2015): Gesundheit in Deutschland, Gesundheitsberichterstattung des Bundes. Berlin

Sabatowski, R., Radbruch, L., Nauck, F. (2005): Wegweiser Hospiz und Palliativmedizin Deutschland. Hospiz Verlag, Wuppertal

Schild, S. (2009): Randomisierte, prospektive Doppelblindstudie über die Auswirkung von Ritalin und Vigil im Vergleich zu einem Placebo auf Fatigue und Lebensqualität bei Tumorpatienten, die stark wirksame Opioide gegen ihre Schmerzen erhalten. In: https://archiv.ub.uni-marburg.de/diss/z2009/0300/, 5.4.2019

Schnell, T. (2018): Einlassen, Zulassen, Loslassen: Über ein konstruktives Leidensverständnis. In: Zeitschrift für Palliativmedizin, Heft 19, 249-255

Schnell, T. (2019): Sinnforschung. In: http://www.sinnforschung.org/mein-lebenssinn/leitfaden, 20.2.2019

Schopenhauer, A. (1977): Sämtliche Werke Band IV, textkritisch bearbeitet und herausgegeben von Wolfgang Freiherr von Löhneysen, Wissenschaftliche Buchgesellschaft, Darmstadt

Schopper, C. (2018): Trauma überwinden. aethera, Stuttgart

Siefert, H. (2005): „Genfer Gelöbnis": In: Gerabek, W.E., Haage, B. D., Keil, G., Wegner, W. (Hrsg.): Enzyklopädie Medizingeschichte. De Gruyter, Berlin/New York

Simmank, J. (2018): „Durch Übertherapie sterben wir schlechter und früher". In: Die Zeit, https://www.zeit.de/wissen/gesundheit/2018-03/gian-domenico-borasio-tod-sterben-therapie-palliativmedizin, 3.2.2019

Stierlin, H. (1976): Das Tun des Einen ist das Tun des Anderen: eine Dynamik menschlicher Beziehungen. Suhrkamp, Berlin

Sünner, R. (2018): Engel über Europa – Rilke als Gottsucher. Atalante Film, Berlin

Szymura, S. (2017): Zwischen den Welten. Masou Verlag, Holdorf Thöns, M. (2016): Patient ohne Verfügung. Piper, München/Berlin

Walther, C. (2015): Sterbefasten – Chancen und Grenzen. Zeitschrift Palliative Ch, Heft 3, 18

Weltärztebund (2017): Deklaration von Genf. In: https://www.bundesaerztekammer.de/fileadmin/user_upload/downloads/pdf-Ordner/International/Deklaration_von_Genf_DE_2017.pdf, 05.05.2019

Weltgesundheitsorganisation (1986): Ottawa-Charta. In: http://www.euro.who.int/__data/assets/pdf_file/0006/129534/Ottawa_Charter_G.pdf, 05.05.2019

Weltgesundheitsorganisation (2002): Definition von Palliativmedizin der WHO. In: https://www.dgpalliativmedizin.de/images/stories/WHO_Definition_2002_Palliative_Care_englisch-deutsch.pdf, 23.2.2019

Werner R. (2017): Sterben verboten. ARD-Dokumention, Erstaustrahlung am 11.12.2017 In: https://www.daserste.de/information/reportage-dokumentation/dokus/sendung/sterben-verboten-100.html, 3.2.2019

Wesolowska, M. (2014): Aus Liebe loslassen. Das kurze Leben meines kleinen Sohnes. Patmos, Ostfildern

Wilhelm, P. (2008): Was passiert in einem Krematorium? In: https://bestatterweblog.de, 30.1.2019

Willems, H. (2014): Totenkleid, Arnheim, In: http://www.totenkleid.de, 30.1.2019

Vliet van, E. (2016): Oma erzähl mal. Droemer Knauer, München